本套书系军队指令性专项课题的分项研究内容,课题总负责人为第三军医大学军事预防医学院糜漫天教授。

官兵健康知识手册

健康理念与疾病防控

《官兵健康知识手册》编委会 编著

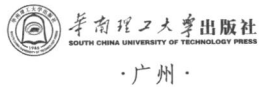

·广州·

图书在版编目（CIP）数据

官兵健康知识手册/《官兵健康知识手册》编委会编著. —广州：华南理工大学出版社，2016.7（2023.10重印）
ISBN 978 - 7 - 5623 - 5016 - 3

Ⅰ. ①官… Ⅱ. ①官… Ⅲ. ①军人 - 保健 - 基本知识 Ⅳ. ①R821

中国版本图书馆 CIP 数据核字（2016）第 160184 号

官兵健康知识手册

《官兵健康知识手册》编委会 编著

出 版 人：	柯 宁
出版发行：	华南理工大学出版社
	（广州五山华南理工大学 17 号楼，邮编 510640）
	http：//hg.cb.scut.edu.cn
	E-mail：scutc13@ scut. edu. cn
	营销部电话：020 - 87113487　87111048（传真）
责任编辑：	黄冰莹
印 刷 者：	广州一龙印刷有限公司
开　　本：	850mm×1168mm　1/64　印张：8.625　字数：243 千
版　　次：	2016 年 7 月第 1 版　2023 年 10 月第 2 次印刷
定　　价：	58.00 元（全六册）

版权所有　盗版必究　　印装差错　负责调换

本书编委会

主　　审：刘乐斌
编委主任：李权超　于　泱
主　　编：刘乐斌　于　泱
副 主 编：胡　艳　陈荣华　赵晋丰
编　　委：高　珊　曾　岚　李代波
　　　　　章文婧　张　虹

前 言

古语有云：健者，强有力也；康者，通畅也。意思是说，健康是一种在生理、心理和环境适应上的完好状态。军人的身心健康关系到部队战斗力的生成，新的历史条件下，虽然战争形态、作战样式和战场环境发生了深刻变化，但"军无百疾，是谓必胜"的基本规律没有变。因此，预防疾病、维护健康是保障战争胜利的重要前提。根据新形势下部队卫生工作的要求，我们在总结近年来为部队开展心理卫生服务经验的基础上，以通俗易懂的语言，向广大官兵进行相关健康知识的宣传，以期让广大官兵自己

掌握健康的相关知识和技能，降低疾病及训练伤的发生，实现官兵自我健康管理、自我疾病预防，提高官兵自我健康维护能力和健康素养。

本书内容紧密结合部队基层官兵健康需求及部队官兵的实际情况，具有较强的实用性和指导性。本书作者来自不同单位：刘乐斌、于泱、胡艳、陈荣华、高珊、曾岚、李代波、章文婧、张虹（广州军区疾病预防控制中心）、赵晋丰（解放军疾病预防控制所）。由于我们的知识水平和能力有限，错漏之处在所难免，恳请各位首长、专家学者和广大官兵批评指正。

本书由第三军医大学军事预防医学院糜漫天教授牵头的"中国军人通用健康标准及其实施路径研究"课题组组织

军内相关学者编写，对所有参与、支持、关心课题研究和本书编写出版的官兵、同仁，在此表示衷心的感谢！

编者

2016 年 3 月

目 录

1. 健康的内涵 …………………………………（1）
2. 健康在自己手中 ……………………………（2）
3. 健商是身体健康的重要支柱 ………………（4）
4. 无病先防胜于有病再治 ……………………（5）
5. 坚持健康的生活方式 ………………………（7）
6. 加强健康管理 ………………………………（10）
7. 重视调治亚健康状态 ………………………（11）
8. 培养健康心态 ………………………………（12）
9. 主动适应社会 ………………………………（14）
10. 塑造道德健康 ………………………………（15）
11. 努力提高健康素养 …………………………（17）
12. 树立"简朴生活"理念 ……………………（18）
13. 慢性胃炎 ……………………………………（20）
14. 消化性溃疡 …………………………………（21）
15. 颈椎病 ………………………………………（23）
16. 过敏性鼻炎 …………………………………（24）
17. 精索静脉曲张 ………………………………（26）

18. 高血压的控制 …………… （27）
19. 高血压的治疗目标 ………… （28）
20. 高血压与生活方式的关系 …… （29）
21. 高血压用药注意事项 ………… （31）
22. 糖尿病的危害 ………………… （33）
23. 糖尿病防治指南 ……………… （34）
24. 控制血脂异常 ………………… （36）
25. 脂肪性肝病的防治及调养 …… （37）
26. 预防血尿酸增高 ……………… （39）
27. 脑血管意外 …………………… （40）
28. 癌症重在预防 ………………… （41）
29. 癌症10大危险信号 …………… （43）
30. 胃癌的预防要点 ……………… （44）
31. 肝癌的预防要点 ……………… （46）
32. 肺癌的预防要点 ……………… （47）
33. 食管癌的预防要点 …………… （49）
34. 大肠癌的预防要点 …………… （51）
35. 家庭防癌小常识 ……………… （53）
36. 癌症预防的10条建议 ………… （54）
37. 流行性感冒 …………………… （55）

38. 甲型H1N1流感 …………… (57)
39. 登革热 …………………… (58)
40. 腺病毒感染 ……………… (60)
41. 手足口病 ………………… (61)
42. 肺结核 …………………… (63)
43. 肝炎 ……………………… (64)
44. 艾滋病 …………………… (65)
45. 霍乱 ……………………… (68)
46. 恙虫病 …………………… (69)
47. 疟疾 ……………………… (71)
48. 寨卡病毒病 ……………… (72)
49. 水痘 ……………………… (74)
50. 慢性前列腺炎 …………… (76)

1. 健康的内涵

"身体是革命的本钱",没有健康,其他一切都无从谈起。

健康包括三个维度的含义:一是身体没有疾病、不虚弱,精力较充沛,具有基本的疾病预防和治疗知识,对疾病能够及时采取合理的治疗措施。二是精神健康或者说心理健康,包括有正确的人生态度、满意的心境、和谐的人际关系,以及良好的个性和适度的情绪表达。三是具有幸福感且社会适应能力完好,知足常乐,助人为乐,以苦为乐,服务社会,享受生活,这是最高层面的健康。

健康是如何衡量的呢?通俗地讲,就是"五快,三良好"。

"五快"指的是身体健康方面:一是吃得快,食欲好,不挑食不偏食,能较快地吃完一顿饭,没有难以下咽的感觉。二是便得快,有了大小便能很快排泄完,便后感觉轻松自如,无便后疲劳感。三是睡得快，入睡快，睡得深，醒后精神饱满、头脑清醒。四是说得快，语言表达正确，说话流利。五是走得快，行动自如、协调，步履轻盈。

"三良好"指的是心理健康和社会适应方面：一是个性良好，性格温和、感情丰富，具有坦荡的胸怀与心境，没有经常性的压抑感和冲动感。二是良好的处世能力，看问题客观现实，具有自我控制能力，能适应社会环境，对事物的变迁能保持良好的情绪。三是良好的人际关系，能够用宽容、理解、爱的态度与人交往，能助人为乐、与人为善。

2. 健康在自己手中

现在很多人在健康意识上存在误区，以为保障健康、防治疾病是医院和医生的事，与自己关系不大，认为只要能够正常工作和生活就算健康，缺少一种自觉锻炼和积极改善体质的自我保健意识。在职干部中，有相当一部分人

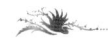

健康状况呈"亚健康"状态：有的患神经衰弱，长期失眠，导致焦虑抑郁、精神不振、情绪不稳、注意力不集中等；有的血压高，血脂高，血糖高，尿酸高，易感冒、易疲劳、便秘、脱发等等。虽然目前还没有明显症状，仍能坚持工作，但已处于"亚健康"状态，也可以称为疾病的潜伏期。这种势头如得不到有效控制，必将导致身体素质每况愈下，罹患疾病。

实际上，健康受诸多因素的影响，科学家用一个公式来表示健康及其影响因素的关系：健康状况＝环境＋医疗保健＋个人生物学因素＋生活方式。

公式中的环境，包括自然环境和社会环境；医疗保健包括预防、治疗、康复和自我保健等；个人生物学因素包括机体生理、遗传因素等；生活方式包括饮食、活动、睡眠、娱乐、社交及有无不良嗜好行为（如吸烟、酗酒、性乱、药物依赖等）。

从上述公式的内容看，有些因素是个人不可控制的（如环境因素、个人生物学因素等），而个人的生活方式，则完全掌握在自己手中，而这一因素对健康状况的好坏起到关键的作用。因此我们要树立这样一些观念，那就是"健康在你手中""最好的医生是你自己""多靠自己，少依赖医生"等。

3. 健商是身体健康的重要支柱

健商就是健康商数，它代表一个人的健康智慧及其对健康的态度和维护健康的能力。健商是一个建立在全新理论和健康知识基础之上的全面的、综合的和内容广博的健康概念。像智商、情商一样，健商是一个人的特征之一，它是智商和情商的载体。

健商与智商、情商不同的是，健商虽然与遗传有关，但遗传不是决定因素，教养、知识、素质和毅力都可以提高一个人的健商。一个人的情感、心理状态，以及生存环境和生活方式都可以对他的健商产生直接影响。加拿大医学专家提出健商有5个要素：

- 自我保健，就是通过锻炼和健康的生活方式达到最佳的健康水平；
- 健康知识，掌握健康知识有助于人们对健康保护因素的了解和运用；
- 生活方式，一般指人的生活习惯，这对健康至关重要；
- 健康心理，心理影响生理，心理是健康的重要组成部分，心理、身体与疾病之间有着双向作用；
- 生活技能，是指通过合理的膳食与适当的运动等来提高健康水平。

4. 无病先防胜于有病再治

《黄帝内经》中有一句话："是故圣人不治已病治未病，不治已乱治未乱，此之谓也。夫病已成而后药之，乱已成而后治之，譬犹渴而穿井，斗而铸锥，不亦晚乎！"意思是说，聪明的人不会等生病了才想着去治疗，而是未雨绸缪，预防在先，防病于未然，这在祖国传统医学上叫作"治未病"。

"治未病"不但是中医理论的精髓，也成为现代医疗保健的基石。治未病，就是当疾病尚未发生时，能提前预测到疾病的发展趋势，并采取相应的防治方法，以杜绝或减少疾病的发生。比如春季万物萌生，细菌、病毒等致病微生物也相应活跃，感冒之类的疾病就有可能流行，所以中医提出"正月葱、二月韭"的饮食习惯，以提高人们的抗病能力。夏季天气炎热，中暑发生的可能性相对大，中医就强调"饮食清淡""夜卧早起，无厌于日"的养生方案，使中暑的发生概率减少。秋季气候干燥，咳嗽一类疾病的发病率相对较高，所以中医强调秋季"养肺除燥"为主，多吃梨解渴。冬季要收藏体内的阳气，要保暖，早卧早起，好好休息等。

很多人不注意预防，导致疾病缠身时再想方设法治疗，不但增加治疗的难度，也使治疗费用大大提高，治疗周期延长。因此，要想健康，一定牢记古人提倡的"治未病"，也就是

"预防为主"的理念,做到防微杜渐,防患于未然,把健康掌握在自己手中,从而最终提高生命的质量,延长寿命。

5. 坚持健康的生活方式

科学研究发现,在最常见的疾病中,如肥胖病、高血压、冠心病、血脂异常、糖尿病、脑卒中(脑中风)、癌症等,其诱因遗传因素占15%,社会因素占10%,气候因素占7%,医疗因素占8%,而个人生活方式却要占60%。前四项不是个人的主观愿望和努力可以改变的,而生活方式完全可以通过个人的主观愿望与努力而改变。事实证明,健康的生活方式可使高血压的发病率降低55%,糖尿病的发病率降低50%,脑卒中、冠心病的发病率降低75%,肿瘤的发病率降低33%,平均寿命能延长10年以上。

那么,哪些生活方式是健康的呢?

(1)保证睡眠时间。正常人每天应睡足6

~8小时,包括午睡。睡眠使机体得到休整,精力得到补充。平时要养成按时就寝、按时起床的习惯。

(2)不吸烟。烟草烟雾含有4000余种化学物质,包括几十种致癌物以及一氧化碳等有害物质。吸烟几乎损害体内所有器官。戒烟越早越好,什么时候戒烟都对己有益。

(3)维持正常体重。肥胖是许多疾病的诱发因素,如高血压、糖尿病、心脑血管疾病等。进食量和运动是保持正常体重的两个主要因素。

(4)适量运动。很多人已认识到,只要进行体育锻炼,坚持者都能获得健康。运动的好处体现在两个方面:一是克服现代生活带来的运动不足,消除多种疾病的危险因素;二是提高机体对外界环境变化的适应力和抵抗力。

(5)避免过度饮酒。白酒基本上是纯能量食物,不含其他营养素。经常过量饮酒,会使食欲下降,食物摄入量减少,从而导致多种营养素缺乏、急慢性酒精中毒、酒精性脂肪肝等,严重时还会造成酒精性肝硬化。过量饮酒还会增加患高血压、脑卒中等疾病的风险,并可导致交通事故及暴力事件的增加,对个人健康和社会安定都是有害的。

(6) 合理膳食。一是食物的多样性:粗粮、细粮搭配,蔬菜、水果、肉类搭配,经常吃豆类、奶类制品;二是膳食要清淡少盐,不吃太油腻、太咸的食物,不吃过多的油炸、烟熏、腌制食物;三是适量进食,每顿饭提倡吃七八分饱,科学已经证实,合理限食可延长寿命;四是一定要吃早餐。

(7) 管理好自己的情绪。每个人一生中都会遇到各种心理卫生问题,重视和维护心理健康非常必要。心理卫生问题能够通过调节自身情绪和行为、寻求情感交流和心理援助等方法解决。采取乐观、开朗、豁达的生活态度,把目标定在自己能力所及的范围内,调适对社会和他人的期望值,建立良好的人际关系,培养健康的生活习惯和兴趣爱好,积极参加社会活动等,均有助于保持和促进心理健康。

(8) 不滥用药物和拒绝毒品。长时间或者不当服用镇静催眠药和镇痛药等药物可以上瘾。药物上瘾会损害健康，严重时会改变人的心境、情绪、意识和行为，引起人格改变和各种精神障碍，甚至出现急性中毒乃至死亡。服用镇静催眠药和镇痛药等成瘾性药物一定要在医生的指导下进行，不能滥用。

6. 加强健康管理

　　健康体检不能等同于健康管理，健康体检是健康管理的一个基本环节。健康管理主要有四个环节：第一个环节是健康自我检测，每个人都应该学会健康自测，并通过自测唤醒自己的健康意识，评价自己的健康状况。第二个是全面的健康检测、建档，完成全面的信息采集，形成可以共享的健康体检大数据。第三个环节是疾病的早期筛查和风险评估，早期筛查即根据个人自测等数据定制个性化体检套餐，比如说有乳腺癌家族史的人群要重点进行乳腺筛查，有胃肠道息肉的要查肠镜等。通过专项的、个性化的深度检查，进行心血管疾病、糖尿病、恶性肿瘤的筛查，是完全能够做到的。风险评估可分为两个层次：健康状态评估和疾病风险评估。健康状态评估主要是依靠中医理论中的体质辨识以及亚健康测评等量表来完成的，而疾病风险状况则是要靠客观仪器检查的。第四个环节是健康干预及健康跟踪，依据健康体检及健康评估结果，制定并提供个体化"健康管理的处方"和群体"健康促进的方案"。针对身体的健康问题，通过运动、营养、饮食，甚至预防用药、心理干预等手段来完成健康干预。

简单来说，什么是健康管理？只要记住这句顺口溜就可以了："病前主动防，病后科学管，跟踪不间断。"

7. 重视调治亚健康状态

亚健康状态是指人们处于健康与疾病之间的一种状态，又称"慢性疲劳综合征"。世界卫生组织进行的全球性调查结果表明，全世界真正健康的人仅占5%，经检查诊断有病的占20%，处于亚健康状态的占75%。

亚健康状态常见的表现为"四多""三低"：即疲劳症状多，器官功能紊乱多，高负荷（精神负担、体力透支）的多，高体重（超重、肥胖）的多；免疫功能低，工作效率低，适应（环境、社会、角色）能力低。亚健康状态是一种不稳定状态，具有双向性。

就每位军人来说，不管在什么岗位，只要健康意识提高了，采取必要的调治措施，如调适自身的生理平衡、心理平衡、生理活动与自然生态平衡、心理活动与社会人文环境的平衡，建立健康的生活方式，就能够有效地摆脱亚健康状态，并将疾病消灭在萌芽状态。

8. 培养健康心态

心理健康的外在体现就是有健康心态，性格稳定，有爱心、同情心、责任心、自信心，热爱生活，对工作充满激情，有追求，但又能知足常乐。

爱心是心理健康的基础，有爱心才能关心他人，凡事为他人着想，成大事者多是有爱心之人。"仁者爱人"，有同情心的人，凡事能够站在对方的角度思考问题，让人感到温暖可亲，这样才会有较好的凝聚力、亲和力。有责任心的人，既能胸怀大志、顶天立地，又敢于承担责任，不回避矛盾，对工作一丝不苟；有责任心的人，能够对家人负责，承担家庭责任，使家庭和睦，而家庭的和睦对其工作和事业也会有很大的支持。有自信心的人能正确认识自己，勇挑重担，对事业执着追求，敢于攻坚克难，从不回避矛盾，有定力，越挫越勇，临危不惧，关键时刻方显英雄本色。人生的成功多半是靠信心，"信心比黄金还贵重"。

心理健康关键是心态好，有好心态，才能有好性格；性格决定命运，心态决定人生。有些人的人生之所以失败，就在于心态不好，不能正确认识自己，也不能正确认识他人，遇到不如意的事，要么怨天尤人或迁怒于人，要么是自责自己命运不济,要么是怀疑别人与自己过不去而记恨别人、嫉妒别人、指责别人,结果越是记恨、嫉妒、自责,他人越对自己不满、仇视或看不起。如此下去,领导不爱,同事不喜,家人不亲,众叛亲离,孤独一生,一事无成,最终会导致人生惨败。

9. 主动适应社会

在健康的三个方面中,人们对心理健康的重视远不及生理健康,而对社会适应能力的认识又远不如前两者。事实上,生理健康、心理健康和社会适应能力这三者是互相影响、互相渗透、缺一不可的。

没有生理健康,人的生命将不复存在;而生理健康的水平在很大程度上取决于心理健康的水平,心理健康能促进人的生理健康,给人们带来幸福和快乐,因为一个人的快乐不完全决定于物质生活的满足和生理健康,快乐与幸福是一种心理感受;而社会适应能力的健康能促使心理平衡，使人主动地适应社会环境和不同的生活条件。社会适应能力的提高不但有利于健康，而且能大大促进一个人的人生价值的实现和事业的成功。

良好的社会适应能力，主要是指人际关系，也就是一个人能否积极和谐地与他人相处。社会是由人组成的，人生在世，谁也少不了与他人交往，交往是人们生活的基本需要，即"我为人人，人人为我"。一个人如果能够正确把握自己，并不断追求高水平的生活状态（包括物质生活状态和精神生活状态），最大限度地发挥自己的潜能，为他人和社会作出贡献，这不仅使自己的物质生活，包括道德、文化、思想修养在内的精神生活水平不断地提高，而且也将全面增加自己的生理、心理和社会承受能力，形成一个健康的人生。

10. 塑造道德健康

世界卫生组织把道德修养纳入健康范畴，

并把道德健康做如下描述：健康者履行应尽的对社会、对他人的义务，不违背自己的良心，不以损害他人的利益来满足自己的需要，具有辨别真善美与假恶丑、荣誉与耻辱等是非观念，能按照社会道德行为规范来约束自己，以此获得心态踏实、心境平和，并产生一种价值感和崇高感，以道德健康促进整个身心健康。

从这个意义上说，道德健康是人类健康的第三通道。

研究发现，道德不健康会损害身心健康。如一个人不履行应尽的义务，违背自己的良心，陷入一种道德危机感中，必然会食不香、睡不安，惶惶不可终日。这种精神负担则会在不同程度上引起神经中枢、内分泌系统的功能失调，干扰其各个器官组织的正常生理代谢，削弱其免疫系统的防御能力，最终导致恶劣的心境引发重压，诱发各种疾病。

道德健康作为健康的要素，强调健康应"以道德为本"。"道"，既是指人在自然界及社会生活中待人处世应当遵循的一定规律、规则、规范等,也是指社会政治生活和做人的最高准则。"德"是指个人的品德和思想情操。可以说,道德是人类所应当遵守的所有自然、社会、家庭、人生的规律的统称。违反了这些规律,人们的身心健康就会受到伤害。

11. 努力提高健康素养

健康素养是指个人获取和理解健康信息或服务,并运用这些信息和服务做出正确决策,以维护和促进自身健康的能力。健康素养包括基本知识和理念、健康生活方式与行为、基本技能三个维度,涵盖科学健康观、传染病防治、慢性病预防、安全与急救、基本医疗、健康信息六类健康问题素养。

国家卫生计生委在健康数据发布会上发布的数据显示,目前全国居民健康素养水平仅为9.48%,即我国个人获取和理解基本健康信息和服务,并运用这些信息和服务做出正确决策的人口比例不到十分之一。军人群体健康素养水平虽然高于全国平均值,但也远未达到理想数值。

健康素养是衡量健康素质的重要指标,直接影响到人的生命和生活质量,进而影响社会生产力的水平和整个经济社会的发展。推广健康知识,提升广大官兵健康素养,可以使官兵树立科学的健康观和健康意识,提高官兵的健康知识水平和自我保健技能,增强其应对健康问题的能力,最终提升健康水平和生命质量。

12. 树立"简朴生活"理念

当今社会,丰富多彩、纷繁复杂日益成为人们日常生活的基调,简单而质朴的生活却离人们越来越远。与此同时,尽管生活水平不断提高,却有越来越多的人感到自己活得很累、很压抑,在生活中很少体会到真正的幸福和快乐,这是为何呢?

其实,生活本来应该是简朴的,只是维持生命的一个手段,并不需要太多奢华的东西。

奢华的东西也不一定有利于维持生命，其对幸福破坏作用有时却很大。比如，原本米饭、馒头和简单的荤素搭配，就足以维持生命，可是有许多人看到别人在吃山珍海味，而自己却没能吃到，心里就感到不平衡，于是为了自己也能吃到，就拼命地去劳碌、去挣钱。如此一来，原本很闲适的生活就变得紧张忙乱起来。到最后，他们即便如愿以偿地品尝到山珍海味，获得了一时的满足，但却失去了很多可以用来体验幸福的机会。除了吃之外，还有穿、住、玩、用等，欲望像一个无底的深渊，让许多人深陷其中而不能自拔，不断为之付出自己的时间、健康和生命而不自知。

古希腊哲学家伊壁鸠鲁曾说过这样一句话："养成简单朴素的生活习惯，是增进健康的一大因素，可使人对于生活必需品不加挑剔。"著名科学家爱因斯坦也曾说过："依我看，每件多余的财富都是人生的绊脚石，只有简单的生活，才是给我创造的原动力！"其实，生活的真谛是洗尽铅华后的返璞归真，是人生的一种境界、一种追求。在物质日益丰富的今天，我们需要静下心来，删掉日常生活中一些繁文缛节，把名利、地位、钱财看得淡一些，把健康提升为自己生活的第一目标。

13. 慢性胃炎

慢性胃炎指不同病因引起的胃黏膜的慢性炎症或萎缩性病变。其发病率在各种胃病中居首位，是部队常见的多发病。分为浅表性、萎缩性和特殊型（胆汁反流性、化学性、放射性）。

慢性胃炎临床症状不典型，几乎每个人都有过轻微胃炎发作的经历。症状的轻重与黏膜病变程度并不一致，可有程度不等的消化不良症状，如上腹隐痛、食欲减退、餐后饱胀、反酸、恶心等。浅表性胃炎以反酸、上腹痛为主要表现；萎缩性胃炎因胃酸分泌减少，可有贫血、消瘦等表现。

（1）饮食调养：进食要细嚼慢咽。忌长期

饮浓茶、烈酒、咖啡及过热、过凉、辛辣、刺激性食物。

（2）戒烟限酒：建立良好的生活习惯，不吸烟，少饮酒。患胃炎后应戒除烟酒。

（3）调和心态：保持乐观，消除焦虑或抑郁情绪。

（4）合理用药：忌服对胃刺激性较大的化学性药物，如阿司匹林、消炎痛、强的松等，因治疗确实需要可在饭后服用，如有胃部不适或黑便应停用。胃酸缺乏者平时慎用碳酸氢钠等抗酸药物。

（5）寒冷季节注意上腹部保暖，应食用温热易消化的食物。

（6）萎缩性胃炎应每隔 6～12 个月复查一次胃镜，以防癌变。

14. 消化性溃疡

消化性溃疡指胃肠道黏膜被胃酸和其他消化酶自身消化而发生的溃疡，是一种全球性多发疾病。约95％以上的消化性溃疡发生在胃或十二指肠，分别称为胃溃疡或十二指肠溃疡。

主要表现有：①上腹部疼痛，可持续数天至数周，呈隐痛、灼痛、钝痛。胃溃疡疼痛位于上腹部，常发生于餐后1小时；十二指肠溃疡疼痛在腹部中上方，多发于夜间饥饿时或两餐之间，进食后疼痛缓解。②唾液分泌增多、反酸、嗳气、恶心等。③如腹痛剧烈、呕吐咖啡色液体、柏油样黑便，伴头晕、心慌、出冷汗，要警惕消化道出血；如腹痛剧烈并伴有频繁呕吐、腹部发硬、发热、白细胞数增高，则要注意有无幽门梗阻、胃穿孔及腹膜炎。持续性剧痛不排除溃疡穿孔，消化道出血后腹痛反而减轻。

防治要点：

（1）按时作息，劳逸结合，避免过度劳累，发病时可适当休息。

（2）规律饮食，定时定量，少食刺激性食物，如烈性酒、浓咖啡、浓缩果汁，以及酸辣和油煎食物。

（3）避免长期精神紧张，树立乐观情绪，消除焦虑。伴有焦虑、紧张、失眠者可适当服用安定等镇静剂。

（4）注意腹部保暖，食用温热易消化的食物。

（5）避免使用加重溃疡的药物，如强的松、阿司匹林、利血平、咖啡因等。

（6）在医生指导下服用制酸药及杀灭幽门螺杆菌的药物。疼痛剧烈或合并出血时应住院治疗。

15. 颈椎病

颈椎病主要表现为颈部疲劳、颈肩部疼痛、上肢和手指麻木、眩晕、头痛、恶心、呕吐、记忆力减退、耳鸣、复视、血压波动等。

（1）长期伏案工作者，要保持正确姿势，选择或调整合适的座椅，尽量使颈背部肌肉放松。颈部持续紧张1～2小时，可缓慢轻柔地进行头部上下或左右转动动作。

(2) 选择合适的枕头，保持一定弹性和硬度，形状以中间低，两端高为好，高度保持在 8～15 厘米，长度与肩同宽为宜，不宜过高、过低、过硬。

(3) 避免急性损伤，防止受风寒、潮湿。

(4) 做颈椎保健操、放风筝、游泳、体操等运动也有利缓解颈椎压力。

(5) 进行肩颈部按摩，舒筋通络，改善局部血液循环。

16. 过敏性鼻炎

春季是过敏性鼻炎的高发季。近年来，过敏性鼻炎的发病率有逐年增加的趋势。其典型症状主要是阵发性喷嚏、大量清水样鼻涕、鼻塞鼻痒、眼睛痒，部分伴有嗅觉减退。需要引起警惕的是，如果过敏性鼻炎得不到有效的治疗会慢慢发展成为过敏性哮喘和变异性哮喘（过敏性咳嗽），导致头晕、记忆力下降、胸痛、胸闷、精神萎靡等，甚至会并发肺气肿、肺心病。

经常洗鼻子和按摩鼻子,是预防鼻炎的有效方法。洗鼻子的正确方法是:用清水(自来水即可)清洗鼻腔,每天两三次,方法是用单手捧水,然后用鼻子将水吸入鼻腔,感觉吸不动了,就让水从鼻孔流出。注意不要呛着,并且严禁使用棉棒蘸水擦鼻腔。洗完鼻子后,要经常对鼻子进行简单按摩。

另外,平时应注意锻炼身体,参加适当的体育活动;每天早晨可用冷水洗脸,以增强鼻腔黏膜的抗病能力;注意改善工作环境,注意气候变化,及时增减衣服;鼻塞时不宜强行擤鼻;不要用手挖鼻;经常保持心情舒畅。

传统的药物疗法以口服或鼻用抗组胺药为主,如扑尔敏、异丙嗪、立复汀、氯雷他定等,可有效缓解鼻塞、喷嚏和流涕等症状。此外,中药对防治过敏性鼻炎亦有效。纯中药制剂"鼻喘宁滴鼻液",对过敏性鼻炎、过敏性哮喘、鼻窦炎、干燥性鼻炎等有特效。过敏性鼻炎和鼻窦炎都是黏膜和黏膜下炎症,容易导致黏膜破损，此滴鼻液有修复鼻黏膜的作用，对灰尘、花粉等过敏原起到屏障作用。

17. 精索静脉曲张

精索静脉曲张是指精索蔓状静脉丛扩张、弯曲、伸长所致的一种泌尿生殖系统常见疾病。本病绝大多数发生在左侧。

（1）多发生在20～30岁的青壮年；

（2）大多数无明显症状，仅在检查时发现，约30%因阴囊肿胀和疼痛就诊；

（3）阴囊坠涨不适，患侧睾丸疼痛，大多在久站或长途行走时症状加重，经平卧休息后症状缓解；

（4）局部检查可见睾丸位置变低，精索粗大，可触及静脉团。

精索静脉曲张在男子青春期之前很少发生，但在青春期后，随着年龄的增长，发病率逐渐增高。另外，精索静脉曲张会影响男性生育。因此，预防本病的发生非常重要。由于精索静脉曲张的发生与性冲动旺盛、性器官常常过度充血有关，因此控制性冲动过于频繁是预防本病发生的重要环节。精索静脉曲张一般预后良好，轻度或中度者不需手术治疗。但重度患者可考虑手术治疗，手术治疗效果良好，如因本病导致不育者，手术后再生育的能力明显提高。

18. 高血压的控制

健康人理想的血压应在120/80mmHg（1mmHg = 0.133kPa）以下。多次测量血压高于140/90mmHg就可以诊断为高血压病。高血压是一种慢性病，一旦出现往往伴随一生。但良好的监测和治疗可以把它的危害减到最小。

与很多疾病不同，高血压往往并不让人感到有多么不舒服，对生活也没有什么影响，很容易让人对它掉以轻心。而事实上，高血压会在不知不觉中对健康造成严重损害，最终可能危及生命，是名副其实的"沉默的杀手"。

在长期高血压的状态下，首当其冲受到损

害的是心脏。对于心脏而言，血压如同它需要扛起的负担。血压正常时，心脏可以承受这样的负担并良好地工作。而高出正常值的血压就使得负担变得过于沉重，影响心脏的正常运转。

长时间超负荷运转会使心脏的结构和功能受损，可表现为心肌肥厚、心脏扩大。最终心脏会被沉重的负担压垮，造成心力衰竭。除此之外，高血压还会造成动脉血管硬化，而血管病变可以对多个器官造成影响。高血压可以引起肾脏、脑病（脑卒中）和眼病，这些疾病严重时可导致残疾（瘫痪、失明等）甚至死亡。由此可见，控制高血压非常必要。

19. 高血压的治疗目标

对于高血压病人而言，治疗目标是将血压控制在140/90mmHg以下，如果同时合并有糖尿病或心脏、肾脏疾病，则需要把血压控制在130/80mmHg以下。

降血压不求快，但求平稳。如果一下子把

血压降下很多，身体不能适应，会出现不适，并可能导致脑供血不足。而循序渐进的降压则给了机体一个适应的过程，更为安全。

血压降到目标值，不意味着大功告成，此后的保持也非常重要。只有将血压长期控制平稳，才能把高血压带来的危害降到最小，这就像是小船行驶在水面上，风浪越小，船越平稳，安全就越有保障。

20. 高血压与生活方式的关系

吃药不是治疗高血压的全部内容，健康的生活方式同样非常重要。有研究表明，单是坚持改善生活方式就可以使高血压病人的血压下降 5～10mmHg，效果与单用一种降压药物类似。坚持良好的生活方式不仅像药物治疗一样有益，还可以减少药物使用，从而减少药物带来的副作用。

适合高血压病人的良好的生活方式包括：①低盐。过多的盐会加重血液循环系统的负担，使血压升高。因此高血压病人应该控制盐的摄入量,每日食盐量不多于6克,如果能在此基础上进一步减少还能获益更多。除了在菜中添加食盐,其他一些食物,比如调味酱、酱油、腌菜等等,含盐量比较高,也应该少吃。②健康的饮食结构。多吃蔬菜、水果,少吃肥肉、油炸食品等高脂肪食物,这样不仅有利于保持良好体型,也能减少发生心血管病的风险。③控制体重。对于肥胖的高血压病人而言,控制体重有利于降低血压,也可以减少发生心血管疾病的风险。一般而言,应当把体重指数控制在24以内,以身高1.7米的人为例,应当把体重控制在70公斤。体重指数计算方法:体重(公斤)除以身高(米)的平方。④适当运动。适度体育锻炼对于保持良好身体状态和降低血压都有好处,还可以帮助控制体重。运动强度不需要太大,可选择散步、慢跑等有氧运动,每天30分钟左右。

　　戒烟限酒。吸烟和饮酒都不利于血压控制,也是心血管病的重要危险因素。烟草无论对心血管还是肺部都有很大危害，因此建议高血压病人戒烟。至于酒，虽然不必完全戒掉，但也应当严格控制饮酒量。每天饮酒量不应超过50ml白酒，或100ml葡萄酒，或250ml啤酒。

生活方式改善能使血压降低多少？①超重病人控制体重：每减10公斤可降低5～20mmHg。②合理饮食：血压可降低8～14mmHg。③限盐：血压可降低2～8mmHg。④控制饮酒量：血压可降低2～4mmHg。⑤体育锻炼：可降低4～9mmHg。

21. 高血压用药注意事项

服用降压药应注意以下几点：

（1）坚持用药。药物并不能把高血压完全治好，它的作用只是控制血压。因此，降压药需要长期使用；即使血压控制已经非常理想，也要一直用药才能保持。一旦停药，高血压还会卷土重来。

（2）不用保健品替代药物。市面上经常能

见到一些宣称能够降血压、保护心脏的保健品、食品。这些保健品不是药品，没有确切的疗效。如果单纯寄希望于保健品降压，血压是不能得到良好控制的。因此，不能用保健品替代药物。

（3）定时服药。应当尽量每天同一时间服药。这样可以保证令药物在血液中的浓度保持平衡，药效也能保持平衡。如果每天吃药的时间相差很大，比如一天上午吃，一天下午才吃，则会造成体内药物浓度有时太高，有时又太低，不利于血压控制。

（4）忘记服药的处理。如果有一次药忘了吃，可以这样处理：如果忘的时间不长，就立刻把它补上；如果忘的时间比较长，想起时已经要吃下一次药了，就把这一次跳过不吃。注意不要把上一次忘吃的药和下一次药一起吃，这样会造成药物量太大，容易发生低血压。

（5）副作用的处理。如果服药后发生了不适，不要不告诉医生就自己停药。这会对医生制定治疗方案造成困难。正确的做法是及时与医生沟通，商量是否更换药品。

（6）同时控制血糖和血脂。高血压、糖尿病和高血脂是造成心血管病的重要危险因素。如果同时有高血脂、糖尿病，也要同时坚持降脂、降糖治疗，使心脏得到全方位的保护。

（7）注意其他药物对血压的影响。一些药物会对控制血压造成不利影响，在用药前应注意说明书中是否有"高血压慎用"的提示。这类药中最常见的是感冒药，感冒药中的伪麻黄碱会使血压上升，高血压患者应尽量少用。

22. 糖尿病的危害

糖尿病是由于胰岛素分泌不足和（或）胰岛素敏感性降低引起的以高血糖为主要特点的全身性代谢紊乱性疾病。随着人们生活水平的提高，糖尿病的发病和患病人数越来越多。糖尿病不仅严重损害人们的健康，也给社会、家庭带来了沉重的负担。

糖尿病并发症发生率高，从而造成组织器官毁损，具有致残、致死性，危害严重。

当然，也有很多糖尿病患者可以像健康人一样从事工作和生活，寿命也与普通人相差无几。这其中的根本差别就在于糖尿病是否得到了长期、有效的控制。因此，患了糖尿病并不可怕，可怕的是对糖尿病的无知，由于无知而忽视糖尿病的综合控制、生活方式的管理、控制水平的监测等等。研究证明，糖尿病致死、致残的并发症是可以进行有效预防的。

23. 糖尿病防治指南

中国糖尿病患病率的升高主要来自Ⅱ型糖尿病的快速增加。如今糖尿病已不是老年人的"专利"，呈现出明显的低龄化发展趋势，青年甚至少年儿童患此病的也不在少数，这为部队官兵预防糖尿病敲响了警钟。

不科学的饮食结构是糖尿病主要发病原因之一。随着人们物质生活条件的改善和食物的不断丰富，一些人由于不注意饮食卫生，养成了过量饮食、暴饮暴食、偏食等不良习惯，饮

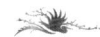

食结构也不符合健康要求,加之平时运动较少,久而久之身体就会"发福",体内的脂肪沉积、血脂增高、血糖上升。这时,人体内的"健康卫士"——胰岛B细胞会挺身而出,加速分泌胰岛素来处理这些过高的血糖,最终导致胰岛B细胞功能因长期劳累而衰竭、血糖失控而引发糖尿病。因此,预防糖尿病,最重要的一条就是要把好入口关,从调节饮食结构做起。

控制血糖升高的方法:

- 管住嘴。控制饭量、以蔬菜充饥、忌饮酒、不吃甜食。

- 勤动腿。以饭后30~60分钟走路运动最为有效。

- 定期查。定期查血糖,包括空腹血糖、餐后2小时血糖。

- 适时用。在医师指导下使用降血糖药物。

24. 控制血脂异常

如何控制血脂异常？要做到：

（1）抵制诱惑。少吃肥肉、动物油等动物脂肪；少吃胆固醇含量高的动物内脏；少吃甜食及淀粉类食品；戒烟；戒酒；肥胖者应控制食物的摄入量。

（2）合理膳食。适量吃一些瘦肉和鱼，多吃植物蛋白，避免血中胆固醇升高。多吃绿色新鲜蔬菜和水果，可以防止动脉粥样硬化的发生、发展。多吃含纤维素高的食品，如芹菜、韭菜等。

（3）增加运动。体育锻炼对防治血脂异常有很好的效果。每周至少做 3 次有氧运动，每次至少 30 分钟。保持体重在标准范围内。

（4）高危人群定期健康体检。对于有高血脂家族史的人，尤其是 40 岁以上的男性及绝经后的女性，或者患有高血压、糖尿病、冠心病的人，均应当定期检测血脂，做到早防早治。

对于已发现血脂异常者，应该在预防的基础上，遵医嘱进行合理的治疗。

25. 脂肪性肝病的防治及调养

25%以上的脂肪性肝病患者临床无症状，绝大多数脂肪性肝病是在集体、个人常规体检时确诊的。研究表明，典型的脂肪性肝病的症状是由肝功能异常及肝内脂肪积蓄引起的，症状类似于肝炎。肝区疼痛常于安静休息或重体力劳动、大量酗酒之后加重。部分脂肪性肝病患者在患病初期面色红润，胃口特别好，这些假象造成了脂肪性肝病的隐蔽性，因此，患者出现上述症状时要引起足够重视，及时到医院就诊以明确病因。

对酒精性脂肪性肝病患者而言，最重要的是戒酒，其他治疗和非酒精性脂肪性肝病相同，而对非酒精性脂肪性肝病的治疗应注意以下几个问题：

（1）控制体重：体重过重及肥胖是导致脂

肪性肝病的最常见因素，可诱发胰岛素抵抗和增高内毒素对肝脏损伤的敏感性。因此，伴有体重过重或肥胖的非酒精性脂肪性肝病患者必须控制体重，使目标体重指数小于25。

（2）节制饮食：一日三餐应定时限量；制定低脂、适量糖类、高蛋白、富含维生素和纤维素的清淡食谱；增加体力活动，每周做4次以上中等强度的有氧运动，每次30分钟；修正不良行为，纠正心理和生活方式的偏差，建立适当的思维、饮食和运动习惯。中重度肥胖症或肥胖合并糖尿病、血脂异常、高血压等伴发疾病的患者，需加用减肥药物。

（3）改善胰岛素抵抗和控制血糖：对于胰岛素抵抗患者，除令其改变生活方式和药物减肥外，可加用二甲双胍、罗格列酮（文迪雅）等药物改善胰岛素抵抗；对于糖耐量损害和糖尿病患者则需通过相关措施调整血糖，使之达到理想水平。

（4）调整血脂紊乱：对于不伴有高脂血症的脂肪性肝病患者，原则上不用调血脂药物。

（5）保肝药物治疗：对脂肪性肝病的药物治疗一般选用一两种药物，疗程半年以上，或至经影像学检查提示脂肪性肝病消退为止。

26. 预防血尿酸增高

如血中尿酸持续过多，可导致急性痛风性关节炎、慢性痛风发作及肾损害等。

- 食用低嘌呤饮食，忌食高嘌呤食物。常见高嘌呤食物：动物内脏、肉类、海鲜、贝壳类等。
- 少食菠菜、扁豆、豌豆、黄豆及豆类制品等。
- 宜食用黄瓜、茄子、西红柿、卷心菜、山药、海带及水果。
- 多食富含维生素、纤维素的蔬菜、水果、谷物。
- 不饮酒，尤其是啤酒。
- 防止肥胖，少吃脂肪多的食物。
- 多饮水，少喝肉汤、鸡汤、鱼汤和火

锅汤。

- 忌用抑制尿酸排泄的药物,如利尿剂、糖皮质激素、环孢素 A 等。
- 避免劳累、受寒、紧张、关节受损等诱发因素。
- 适当锻炼,保持心情舒畅。

27. 脑血管意外

脑血管意外又称脑中风、脑卒中,分为出血性(脑溢血)和缺血性(脑血栓)两大类,多发生在 45 岁以上的中老年人,尤其是高血压、高血脂、糖尿病等患者。出血性脑中风常常发病更为急骤,病情更凶险,具有很高的致残致死率。及时合理的院前急救是病人能有效治疗的前提。若抢救不得法,会加重病情。

(1)主要表现。

当病人突然出现剧烈头痛,伴呕吐、嗜睡甚至昏迷不醒,或出现半身不遂、口眼歪斜、流口水、喝水呛咳、说话不清、抽搐、大小便失禁等症状，应想到脑血管意外的发生。

（2）现场急救措施。

● 尽量使病人原地平卧，避免或减少不必要的搬动。

● 畅通呼吸：松解衣领和腰带，保持呼吸道通畅。可将头部转向一边，清除口鼻腔内呕吐物，采取压额抬颏法打开气道。

● 吸氧：有条件时给患者吸氧。

● 防止其他损伤：伴有抽搐的病人，用小毛巾卷成小卷，置于上下牙之间，防止咬伤舌头。防止患者从床上摔下受伤。

● 求救：尽快拨打医务人员或120急救电话。

● 复苏：观察病人呼吸脉搏及神志变化，一旦发现病人呼吸心跳停止，应立即进行徒手心肺复苏。

28. 癌症重在预防

2015年，中国有429.2万例癌症新发病例和281.4万例癌症死亡病例。男性5种最常见肿瘤依次为肺癌、胃癌、食管癌、肝癌和结直肠癌，加起来占2/3；女性最常见肿瘤依次为乳腺癌、肺癌、胃癌、结直肠癌和食管癌，占所有癌症病例的60%，其中，乳腺癌占所有女性癌的15%。男性和女性癌症病例中最常见的5种是肺癌、胃癌、肝癌、食管癌和结直肠癌，癌死亡病例占所有死亡病例的3/4。

　　癌症的发生固然与遗传、基因等内因有关，但90%以上是外部环境导致的。流行病学研究发现约40%的癌症患者与饮食习惯、食物构成、食物加工、烹饪方法等因素有关。有大约30%的癌症与生活习惯，特别是吸烟、喝酒有关。另外还有一些和个体体质及性格因素有关。随着人类对癌症这一顽症认识的不断深化，人们逐渐意识到癌症的预防是抗击癌症最有效的武器。许多科学研究表明，癌症是可以避免的。1/3癌症可以预防；1/3癌症如能及早诊断，则可能治愈；1/3癌症病人通过合理而有效的治疗可以改善生存质量。积极预防癌症、早期发现癌症、合理治疗癌症,才能远离癌症,健康生活!

29. 癌症 10 大危险信号

(1) 体表或浅表可触及的肿块逐渐增大,如乳腺、颈部、皮肤和舌头等部分。一旦触摸到硬块,要高度怀疑相关部位的肿瘤。

(2) 长期胃部不适,持续消化不良、饱胀、疼痛,尤其是短期内有明显消瘦或排黑便现象,又找不出明确原因者,高度怀疑消化系统有肿瘤的可能。

(3) 吞咽不适,胸骨后食管内感觉异常、微痛或哽噎,要警惕发生食管癌的可能性。

(4) 持续性干咳,痰中带血丝和声音嘶哑,要警惕肺癌的发生。肺癌常表现呛咳、阵发性干咳,无痰或少量稀痰带血丝,可伴有胸痛。

(5) 耳鸣、听力减退,鼻咽分泌物带血,要警惕鼻咽癌。

（6）非月经期或绝经后的不规则阴道出血，特别是接触性出血，可能是宫颈癌的症状。

（7）大、小便习惯的改变。如大便次数增多，便秘与腹泻相交替，排便时疼痛，大便变细，带血或黏液，同时有腹痛、腹胀等均应警惕肠癌。小便发现不明原因的血尿，可能是肾癌或膀胱癌的信号。

（8）出现久治不愈的伤口或溃疡。长期不愈的口腔溃疡、皮肤溃疡、胃溃疡等，要考虑发生口腔癌、皮肤癌、胃癌的可能性。

（9）疣或痣发生明显变化。黑痣、疣短期内明显增大、色泽加深、脱毛、刺痒、破溃等应警惕死亡率颇高的黑色素瘤。

（10）原因不明的疲乏、体重减轻。很多癌症如胃癌、胰腺癌、食管癌、肝癌和淋巴瘤都可能出现这些症状。

30．胃癌的预防要点

高危人群为幽门螺旋杆菌感染者，饮食偏

好腌渍食物者，有萎缩性胃炎、恶性贫血、胃癌或大肠癌家族史者，其他如胃切除手术后十年以上、有吸烟嗜好者等。

胃癌的早期症状：

（1）上腹部反复隐痛、闷胀、不适，服止痛、止酸药物不能缓解，原因不明的消化不良等症状，而且比较顽固。主要表现为食欲下降、食后腹部饱胀及不适感、返酸、嗳气，同时伴有体重下降或贫血。

（2）过去没有胃痛的人，近期内出现反复胃痛；或者以前虽然有胃痛，但近来疼痛强度、性质、发作规律改变，原来治疗有效的药物变得欠佳或无效。

早期发现胃癌的办法：

（1）高危人群每一两年需定期到医院做胃镜检查。

（2）50岁以上病人有如下疑似症状：上腹痛、腹胀、食欲不振、贫血、吐血、解黑色大便，或是不明原因体重减轻，应立即就诊消化内科。

预防对策：

（1）不吃霉烂变质的食物，戒烟限酒，防止暴饮暴食。

（2）少吃腌、熏、烤、油煎食品。

（3）经常食用含维生素 C 的新鲜蔬菜和水果。

（4）积极治疗胃溃疡及萎缩性胃炎。

31. 肝癌的预防要点

高危人群为乙型或丙型肝炎病毒携带者、慢性乙型肝炎或丙型肝炎患者、肝硬化患者、有肝癌家族史者。

肝癌的早期症状：肝癌早期基本没有任何征兆，中晚期病人容易出现右肋下肝区隐痛、食欲不振、疲乏无力等症状，当出现这些症状时要及时就医诊治。

早期发现肝癌的办法：

凡在肝癌高危人群之列的，应每 3～6 个月到医疗机构做一次检查。检查内容包括甲胎蛋白（AFP）检测、B超检查，如有可疑可进一步做CT或MRI（核磁共振）检查。

预防对策：

（1）对35岁以上乙肝表面抗原阳性，患慢性肝炎，肝硬化5年以上，直系亲属三代中有肝癌家族史的人每3～6个月检测一次甲胎蛋白和肝脏B超，这也是早期发现肝癌的有效方法。

（2）注射乙肝疫苗。

（3）防止粮食发霉变质，不吃霉菌污染的食品。

（4）酒精是引发肝癌的大敌人，因此预防肝癌应戒酒或少喝酒。

32．肺癌的预防要点

肺癌高危人群为年龄大于40岁以上的吸烟者、有肺结核病史，特别是有陈旧性结核病灶者、有职业致癌因素接触史，如：石棉、无机砷化合物、煤烟、焦油、石油中的多环芳烃等。

肺癌的早期症状：

（1）咳嗽：出现阵发性、刺激性干咳，有咳不净的感觉，经对症治疗后不能缓解，且逐渐加重。

（2）咯血：血丝痰，约一半的肺癌病人有此症状。

（3）胸痛：不定时的胸痛、压迫感，可持续数分钟至数小时。

（4）发热：45岁以上男性烟民长期反复肺部炎症性发热，经抗炎治疗效果不佳者尤要警惕肺癌的可能性。

早期发现肺癌的办法：

（1）对于高危人群，建议每年做一次胸部正侧位X线检查。

（2）中老年人尤其是嗜烟者，如出现上述可疑症状，应及时去医院做胸部X线照片，必要时进行胸部CT检查。值得注意的是，约有15％的肺癌病人早期完全没有症状。因此，中老年人每年做一次胸部正侧位X线照片检查，对早期发现肺癌有积极的意义。

预防对策：

（1）戒烟：香烟和烟雾中含有 3000 多种化学物质，其中致癌物质有 40 多种，癌诱发物有 10 多种。吸烟时间越长，肺癌危险性越高。

（2）避免接触职业有害因素：如无机砷、石棉、铬、镍、煤焦油、二氯甲醚、氯化乙烯等。

（3）减少室内外空气污染：尽量避免接触工业废气和汽车尾气。在室内通风不良情况下燃煤取暖或烹调食物可造成室内空气污染，而烹调油烟及室内煤烟可能是女性肺癌的危险因素之一，可使用抽油烟机、开窗通风降低污染物的浓度。

33．食管癌的预防要点

高危人群为年龄在 45 岁以上并且兼有以下一项者：

（1）来自食管癌高发区。

（2）有食管癌或胃癌家族史者。

（3）有上消化道症状者，如吞咽有异物感、吃东西有哽噎感、呕酸水、经常打嗝、上腹部疼痛或有饱胀感。

（4）有上消化道病史（如食管上皮不典型增生、慢性食管炎、贲门失迟缓症、食管憩室、食管裂孔疝、食管化学烧伤等）。

食管癌的早期症状：

（1）进食较干食物时，觉得食物在食管某处有短暂停留，有时好像食管内有吞咽不完的食物，这种不适感可以不治而愈，但数日或数周后往往重复出现。

（2）常常觉得有某种东西贴附在食管壁上，吞咽不下。

（3）进食时胸骨后有轻微不适或疼痛。疼痛较短暂，有时仅持续几秒钟。吃粗、热或刺激性食物时，疼痛加重或持续时间延长。

早期发现食管癌的办法：

（1）食管癌患者大多数早期没有症状，不容易发现。最重要的是注意食管癌早期吞咽困难的征兆，在发现征兆后要及时到医院做相关检查，例如食管镜、食管吞钡、食管拉网脱落细胞学检查等。

（2）一般来说，食管色素内镜检查能够见到早期很小病变，取活检可以精确地做出病理诊断。

食管癌的预防要点：

（1）少吃含有亚硝胺的食物，如腌菜、咸鱼、咸肉等。

（2）不食被真菌污染而发霉的食物、粮食等。

（3）不嗜烟酒，多吃新鲜蔬菜水果。

（4）改善饮食习惯，避免食用粗糙食物，提倡慢嚼慢咽。

（5）不吃太热的食物，不喝太烫的茶或粥。

34. 大肠癌的预防要点

高危人群为免疫法大便潜血试验阳性者，慢性腹泻、长期便秘者；血便、大便隐血和经常固定部位腹痛者；患有家族性多发性息肉者；父母中有结肠癌病史者。

大肠癌的早期症状：

大肠癌是直肠癌和结肠癌的总称。大肠癌早期症状常被忽视，导致病情延误。直肠癌最常见的症状是：

（1）大便习惯的改变，如便频、腹泻或便秘，有时便秘和腹泻交替、肛门坠胀，并常有腹隐痛。

（2）便血，若肿瘤破溃出血，有时鲜红或较暗；有时呈果酱样大便或黏液血便。

上述症状在发病的初期常被误导为"痔疮"和"肠炎"等。

早期发现大肠癌的办法：

40岁以上高危人群，即使没有症状，也应每年做一次肛指检查和大便隐血试验，每五年做一次结肠镜检查。

大肠癌的预防要点：

（1）避免长期进食高脂肪的食物，注意多吃含纤维素多的蔬菜水果，保持大便通畅。

（2）积极防治癌前病变，对有肠息肉，尤其是肠息肉家族遗传性患者，须及早予以切除。

（3）有癌瘤家族史的人群应定期进行癌前普查；近期有进行性消瘦及大便习惯改变者，也应及早到医院检查，以期尽早发现。

35. 家庭防癌小常识

（1）住房要保持通风：无论有无使用空调，每天保持开窗一小时，促进空气流通。

（2）不用含有放射物质和其他致癌物质的建筑材料，尽量不用或少用含石棉的建筑材料。室内装修要在空气流通情况下进行，装修完成后要通风数月后方可入住。

（3）厨房必须保持通风或安装排油烟机，把煮饭油烟或燃烧不完全气体排放到室外。

（4）炒菜油温不能太高，不让油锅冒油烟，尽量少用煎、炒、油炸、熏烤的烹调方法。提倡多用蒸、煮、红烧、水氽、汤菜等烹调方法。

(5）下班后洗手、洗澡，不把工作服带回家中。

（6）饮用新鲜、清洁的水；在农村地区，提倡夏季每隔两三天清洗一次水缸，把缸底洗干净后，再存新水。在冬季，每周洗一次水缸。在城市，高层建筑的储水槽，要定期清洁消毒，保证干净卫生。

36. 癌症预防的 10 条建议

世界癌症研究基金会与美国癌症研究所发布的《食物、营养、身体活动和癌症预防》指出癌症在很大程度上是可以预防的，正确选择日常生活方式可以降低癌症发病风险。报告就癌症预防提出 10 点建议：

（1）在正常体重范围内，尽可能瘦一些。

（2）每天至少进行中度身体活动（相当于快走）30 分钟。

（3）少吃高能量食物，特别是高糖分、低纤维、高脂肪的加工食物；避免饮含糖饮料。

健康理念与疾病防控

（4）多吃不同种类的蔬菜、水果、未经精加工的谷类和豆类食物。

（5）少吃牛肉、羊肉、猪肉等红肉和火腿、熏肉等加工肉类食物。

（6）限制含酒精饮料。若饮酒，男士每天不超过2杯（约30克酒精），女士不超过1杯（约15克酒精）。

（7）少吃过咸食物和盐腌食物，保证每日盐摄入量低于6克。

（8）通过膳食满足营养需要，不推荐使用膳食补充剂预防癌症。

（9）完全用母乳喂养婴儿六个月，然后在继续母乳喂养的同时添加辅食。

（10）癌症患者在治疗结束后遵循上述关于膳食、健康体重和运动的建议。

37．流行性感冒

流行性感冒简称流感，是由流感病毒引起的，经空气飞沫传播的急性呼吸道传染病。我国北方地区流行高峰一般在冬、春季，而南方地区全年流行。

流行性感冒的特点是潜伏期短（多数 18～72 小时，有的甚至仅几小时），传播速度快，发病率高。主要症状是发冷、体温升高、头痛、全身酸痛、乏力。体温常在数小时至 24 小时内升达高峰，多在 38℃ 以上；咳嗽、流鼻涕等症状则较轻。如无并发症，多于发病三四天后症状消退，逐步康复。婴幼儿、老年人和体弱多病者，容易引发肺炎、心肌炎等严重并发症，甚至导致死亡。

其防控措施如下：

● 应及时就医，做好个人隔离，注意休息，多饮水，吃清淡食物。重症患者要及早住院，进行隔离治疗。

● 流行性感冒流行期间，应尽量避免去人群密集的地方，暂停集会；要勤开窗户，多通风；注意洗手，避免用不洁的手接触口、眼、鼻。

● 咳嗽、打喷嚏时可用纸巾捂住口鼻，避

免飞沫传播。

- 注意合理膳食，保证睡眠，避免过度劳累，平时加强锻炼。
- 流行性感冒患者的接触者要注意身体变化，如出现类似症状应及时就医。

38. 甲型 H1N1 流感

甲型 H1N1 流感是由甲型 H1N1 流感病毒引起的一种急性呼吸道传染病。甲型 H1N1 流感病毒是一种新型流感病毒，此前从未发现过，其传染性强、传播迅速，人群普遍易感。它主要经空气、飞沫和接触传播，通过咳嗽或打喷嚏互相传染，人接触带有甲型 H1N1 流感病毒的物件后也可能会感染。甲型 H1N1 流感和季节性流感的临床表现一样，有发烧、肌肉疼痛、咽痛、咳嗽、鼻塞等症状，绝大多数病例表现为轻症并自愈，少数出现重症或危重病例，严重者可导致死亡。妊娠期妇女、慢性呼吸系统、心血管系统疾病者易发生重症。

预防措施如下：

（1）养成良好的个人卫生习惯：经常洗手，保持双手清洁，并用正确方法洗手；居室要多开窗通风；不随地吐痰，打喷嚏时用纸巾捂住鼻口，擦鼻涕的纸巾要弃置于有盖的垃圾箱内。

（2）增强体质：保证充足睡眠，经常锻炼身体，避免过度劳累导致抵抗力下降；饮食注意营养，保持良好的心情。

（3）避免被传染：在流感流行期间，尽可能避免去人群聚集的地方，如果必须去则应戴上口罩；要尽量减少与流感病人的接触。

（4）防止病毒扩散：个人有呼吸道症状或发烧时，应戴上口罩，及时就医，不要再去公共场所，防止传染给别人。

39. 登革热

登革热是由蚊子传播登革热病毒所致的急性传染病，当蚊子叮咬了患有登革热的患者再去叮咬健康人，健康人就有可能患上登革热。

登革热的好发季节主要在每年的 5～10 月份，多发在气温高、雨水多的季节。其主要症状是突发高热，2 小时内可达 40℃，发热时伴有头痛、眼眶痛、肌肉痛、骨和关节痛，以及恶心、呕吐、腹泻等消化道症状及皮疹、不同程度地出血和淋巴结肿大。严重者出现出血和休克。

出现以上症状时应及时到医院就诊。登革热患者应立即进行隔离治疗。在患者住处及周围 50 米范围内紧急杀灭成蚊并清理蚊虫孳生地。与患者密切接触人员若出现不适应及时就医。

有关预防蚊子叮咬的措施如下：

- 防蚊、灭蚊是预防和控制登革热的最有效措施。

- 做好个人防护，采取挂蚊帐、涂抹驱避剂等方法防蚊。

- 避免在"花斑蚊"出没频繁的时段（一般为下午五六点及早上八九点）在树荫、草丛、凉亭等户外阴暗处逗留。

- 防止积水,清除"花斑蚊"滋生地。

①尽量避免用清水养植物。

②对于花瓶等容器,每星期至少清洗、换水一次,勿让花盆底盘留有积水。

③把所有用过的罐子及瓶子放进有盖的垃圾桶内。

④在贮水容器、水井及贮水池上加盖。

⑤将地面凹陷的地方全部填平,以防积水。

40. 腺病毒感染

腺病毒感染是腺病毒引起的急性传染病,主要表现为急性上呼吸道感染、眼部和胃肠道感染。人群普遍易感,多见于儿童。约半数患者为隐性感染。婴幼儿易患腺病毒肺炎,病情重,病死率高,无特效治疗。传染源为患者和隐性感染者,病毒由呼吸道和眼结膜分泌物、粪便及尿排出体外,经空气飞沫、密切接触及粪或口途径传播。

成人临床表现：①流行性角膜结膜炎：早期病症并不明显，表现为多泪及双眼的眼刺激症状和分泌物增多，可持续 1～4 周；而角膜损伤可持续数月，少见失明，较常见的是通过家庭传播，可通过污染的公用毛巾、污染的手、眼药水等传播。②呼吸道感染：一般有发热、咳嗽、咽痛、流涕、肺部啰音。X 线检查的结果，较多为单侧的间质性肺炎或肺实质改变，一般为下肺野，也可能伴随着少量胸膜渗出。

该病目前尚无特效治疗方法。临床上主要采用对症施治，防止继发感染。

预防是关键。对病人要进行隔离，防止疾病扩散。对环境空气进行消杀，教育官兵多锻炼身体，提高免疫力。

41．手足口病

手足口病是由肠道病毒引起的急性传染病，传染方式多样，以人群密切接触的传播渠道为主。该病以夏、秋季多见，任何年龄都可感染该病,尤以学龄前儿童易感。多数病人突然起病,主要表现为手、足、口等部位的皮肤、黏膜出现斑、丘疹及疱疹样损害,病变主要侵犯手、足、口、臀四个部位("四部曲")。疹子不像蚊虫咬、不像药物疹、不像口唇牙龈疱疹、不像水痘("四不像"),且不痛、不痒、不结痂、不结疤("四不"特征)。部分患者初期有轻度上感症状,如咳嗽、流涕、恶心、呕吐等。偶尔可发生心肌炎、肺水肿、无菌性脑膜脑炎等并发症。预防措施有:

(1)养成勤洗手的卫生习惯,防止病从口入,避免吃生冷及不干净的食物。

(2)室内经常通风换气;尽量不到空气流通不畅的地方去。

(3)及时隔离患者,消毒患者用过的日用品、食具等,患者的衣物要在阳光下暴晒。

(4)注意营养,防止过度疲劳,要提高身体抵抗力。

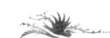
健康理念与疾病防控

42. 肺结核

肺结核是由结核杆菌引起的慢性呼吸道传染病。开放性（活动期）肺结核患者是结核的主要传染源，患者在咳嗽、打喷嚏、大声说话、吐痰时排出结核杆菌，易感人群经呼吸道吸入后感染。

肺结核发病缓慢，长期午后或傍晚低热，伴疲倦、乏力、盗汗、食欲缺乏、体重减轻。病情严重者可有胸痛、呼吸困难等。肺结核患者往往伴有咳嗽、咳痰，痰中可带血丝。

国家对结核病实行免费治疗。发现不适应及时到医院检查确诊。治疗应遵医嘱，保证足够疗程，可以使排菌的肺结核患者失去传染性，并避免出现耐药现象，减少复发。密切接触者要进行体检，及时发现、治疗隐形感染者，防止疾病的进一步传播与扩散。

肺结核重在预防。平时要加强锻炼，保证充足的营养，提高自身免疫力；注意开窗换气，改掉随地吐痰的陋习；经常洗手，避免用不洁手接触口、鼻。

43. 肝炎

肝炎指的是肝脏出现了病变，其特征表现为血清谷丙转氨酶（ALT）增高。由肝炎病毒引起的肝炎最常见，而服用药物、摄入有毒物质、酗酒等也可引起肝脏病变。病毒性肝炎主要由甲、乙、丙、丁、戊型等5种肝炎病毒引起。

甲、戊型肝炎病毒主要经胃肠道传播，即所谓"病从口入"。乙、丙、丁型肝炎病毒多经血液、体液和母婴传播。甲、戊型肝炎可爆发流行，容易控制，患者极少发展为慢性肝炎。乙、丙型肝炎的传播最为广泛，部分患者可发展为慢性肝炎、肝硬化甚至肝癌，危害最为严重。

病毒性肝炎的预防措施如下：

（1）养成勤用肥皂洗手的良好卫生习惯。

（2）保持生活及工作环境中各种物品的卫生，定期消毒。

（3）阻断肝炎病毒经血液传播的途径；输液、注射、拔牙、洗牙等要去正规医院，避免医源性感染。

（4）树立安全的性意识，正确使用安全套。

（5）受肝炎病毒感染的妇女怀孕后，应到传染病专科医院或其他正规医院产科分娩，接受咨询并采取母婴阻断措施。

（6）注意锻炼身体，营养均衡，劳逸结合，增强体质，减少被感染的机会。

（7）接种甲肝疫苗、乙肝疫苗。

44．艾滋病

艾滋病的学名是获得性免疫缺陷综合征。艾滋病病毒进入人体后使免疫功能严重受损，防御抗病能力削弱，致使艾滋病的病死率高，目前还缺乏根本治愈的有效手段。艾滋病患者及感染者是重要的传染源，血液、精液、阴道分泌液、乳汁、伤口渗出液中含有大量病毒，传染性较强；而泪水、唾液、汗液、大小便等含病毒极少。

日常接触不会引起他人感染。与患者及感染者的日常生活和工作接触，如握手、共同进餐、共用物品等不会受到感染；病毒不会经马桶、电话机、餐饮具、卧具、游泳池或浴池等公共设施传播；咳嗽、打喷嚏以及蚊虫叮咬不会传播艾滋病。

本病主要通过性接触、血液和母婴这三种途径传播。性接触是艾滋病传播的最主要途径，常常因男男同性之间、男女异性之间发生的不安全性行为而传播，性伙伴越多，感染艾滋病的危险性就越大。其次，多人共用注射器吸毒也是经血液传播艾滋病的重要危险行为，一旦有人感染，将会迅速蔓延。患艾滋病的妇女还会通过妊娠、分娩和哺乳把病毒传染给婴幼儿。

有高危行为，且出现持续或间歇性发热、慢性咳嗽或腹泻、淋巴结肿大、疱疹感染、口腔霉菌感染超过1个月以上,并用常见疾病原因不能解释时,要引起高度重视。及时到所在地疾病预防控制中心和传染病专科医院免费接受医学指导和病毒抗体检测。受病毒感染的孕妇还能获得免费的阻断治疗。预防措施如下:

(1)洁身自爱、遵守性道德是预防经性接触感染艾滋病和性病的根本措施。树立健康的恋爱、婚姻、家庭及性观念是预防和控制艾滋病、性病传播的治本之策。性自由的生活方式、多性伴且没有保护的性行为可极大地增加感染、传播艾滋病和性病的危险。卖淫、嫖娼是艾滋病、性病传播的重要危险行为。

(2)安全套对预防艾滋病、性病的效果虽不是100%,但远比不使用要安全得多。

(3)到正规的医疗单位拔牙、注射、针灸、献血或输血;避免与他人共用剃须刀、牙刷。

(4)吸毒是一种违法行为,不仅严重危害吸毒者的健康和生命,也危害家庭和社会。与他人共用注射器,感染艾滋病的危险性特别大。

（5）提倡婚前、孕前体检。

（6）已被感染的孕妇应主动接受专业医学指导和阻断治疗。

45. 霍乱

霍乱是由霍乱弧菌引起的一种烈性肠道传染病，发病急、传播快、病死率高，属甲类传染病，俗称"2号病"。患者和带菌者由大便排出病菌，病菌污染食物、水果、饮料和水，经口进入人体引起感染发病；接触患者、带菌者污染的物品有可能经口感染发病。灾害和灾难期间易造成暴发。

该病多发生在夏、秋季节，各年龄段人群均可患病。霍乱的典型症状是剧烈的水样腹泻，出现各种脱水症状，大便呈稀水样或米泔水样，无脓血及粪臭味，每日数次至数十次，一般不腹痛和发热。腹泻症状出现之后，还会出现呕吐，即"先泻后吐"，这是霍乱不同于其他感染性腹泻的特点。长时间的泻、吐可造成人体脱水，出现口渴、少尿、眼珠下陷、神志淡漠、肌肉痉挛性疼痛、血压下降，甚至引起死亡。及时有效地治疗后，大多数病人愈后反应较好，老年人、孕妇或有并发症者愈后不良。

预防霍乱的主要措施：

（1）平时养成良好的卫生习惯，注意饮食、饮水卫生，饭前便后洗手；不喝生水，不吃未洗干净的瓜果，不吃生的或半生半熟的水产品。

（2）构建安全供水系统；加强食品、饮料生产的监督管理；切实做好粪便处理；采取防蝇措施。

（3）药物预防效果可靠，可作为临时紧急预防措施。

46．恙虫病

恙虫病是由恙虫病东方体引起，经恙螨叮咬传播的传染病。恙虫病的传染源是老鼠，恙螨叮咬带有恙虫病东方体的老鼠后感染，再次叮咬人后导致人发病。

恙虫病多发生于夏秋季节。临床主要表现为高热，在腋下、腰部、会阴及颈部等处出现痛性黑色溃疡性焦痂。头痛（尤其在眼窝部位）及肌肉酸痛。局部淋巴结肿大。如果出现并发症可危及生命。

发现患者应尽快报告并送其到医院就诊，如果不能及时就诊可用四环素类药物治疗。在没有药物的情况下可就地采集清热解毒的中草药煎服。

预防措施有：

（1）注意环境卫生清理，并做好防鼠、灭鼠工作。

（2）避免恙螨叮咬，野外作业时最好穿长袖及长靴避免皮肤暴露，作业后尽快沐浴，更换全部衣物，并仔细检查有无被恙虫幼螨叮咬。

（3）不在草丛中坐卧、休息或逗留，不任意在草丛上放置脱下的衣、帽等。

（4）经常清除驻地、作业场所的杂草，使之不适宜恙螨的生长繁殖。

47. 疟疾

疟疾是经蚊子叮咬传播引起的传染病。全年均可发病，发病高峰一般在夏秋季节。疟疾发作的典型表现为寒战、高热、出汗三个阶段，不同类型的疟原虫感染表现不同的症状，间日疟间歇48小时发作。

患者应送医院治疗，在营区停留期间要物理降温，多饮水，寒战时应注意保暖，大汗时用毛巾擦干，并随时更换汗湿的衣被，以免受凉，按虫媒传染病做好隔离。

预防措施如下：

（1）灭蚊是预防疟疾的关键。要开沟排灌，铲除杂草，消除积水，消灭蚊虫的滋生场所；在部队营区驻地可定期喷洒灭蚊剂。

（2）做好个人防护，夏天不在室外露宿，睡觉时要挂蚊帐，外出时穿长袖衣服并在身体裸露部位涂些避蚊剂等。

（3）部队进入疟区必须提前服用药物

预防。

48. 寨卡病毒病

寨卡病毒病是由寨卡病毒引起的一种病毒性疾病,主要通过蚊子叮咬传播,一般症状较轻,2～7天自愈。

传播寨卡病毒的蚊子主要是伊蚊,伊蚊不但能传播寨卡病毒,它也是登革热、基孔肯雅热和黄热病的传播媒介。传播效率最高的是埃及伊蚊,我国广东省、海南省以及云南省的西双版纳州、德宏州及临沧市等地区有埃及伊蚊,这些地区是登革热的好发地区,因此也是未来发生寨卡病毒病传播风险较高的地区;同时,白纹伊蚊也可传播寨卡病毒,而我国河北、山西、陕西等以南的广大地区都有白纹伊蚊(又称亚洲虎蚊)的分布,因此也需做好预防工作。

伊蚊主要滋生在较为洁净的容器积水中,一般在白天叮咬人,活动高峰在日出后2小时和日落前2小时。叮咬人的为雌蚊,它一旦吸饱了血,需要休息3天后产卵。这些卵可以在无水情况下存活达一年之久。一旦在有水环境下,只需要少量的死水,这些卵就可发育成幼虫(孑孓)和成蚊。居室内或居家周围的水桶、花盆、汽车轮胎等可能蓄水的容器,都可能成为伊蚊的良好孳生地。

各类人群包括孕妇对寨卡病毒普遍易感,在有寨卡病毒流行的地区生活或前往这些地区旅行会增加感染风险。

寨卡病毒往往会引起轻微病症。人们在受到感染的蚊子叮咬后几天内会出现症状,多数寨卡病毒病病人会出现轻微发热和皮疹。另有一些人可能还会出现结膜炎、肌肉和关节疼痛以及疲劳感。这些症状通常在2～7天后消失。

预防寨卡病毒病的最佳方式就是防止蚊子叮咬。防止蚊子叮咬不但会保护人们免患寨卡病毒病,也不会患上通过蚊媒传播的其他疾病,比如登革热、基孔肯雅热和黄热病。

要做到这一点可能就要使用驱虫剂;穿戴

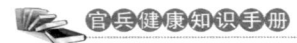

可使身体部位尽可能多地得到衣服的覆盖（最好是浅色衣服）；采用纱网、门窗等物理屏障；在蚊帐内睡觉。另外较为重要的是将水桶、花盆或者汽车轮胎等可能蓄水的容器实施排空、保持清洁或者加以覆盖，从而避免蚊虫滋生。

49．水痘

很多人都会认为出水痘是一种皮肤的疾病。其实，水痘是一种呼吸道疾病。一般情况下，水痘是由带状疱疹病毒引起的原发性感染，因此，小时候得过水痘不等于终生不得带状疱疹。水痘易发于冬春两季，通过飞沫经呼吸道传播，而且接触被病毒污染的衣服、用具等均有可能被传染。因此，在得水痘期间最好不要跟其他人接触，避免将水痘传染给他人。

一般来说，所有免疫功能正常的人在自然感染疱疹病毒后会终生免疫。但如果情况特殊，病毒有可能长期潜伏在被感染者的神经末梢，当被感染者的身体受到某些刺激，如使用免疫抑制剂、放射性照射、患肿瘤等引起免疫功能受损或低下时，潜伏的病毒便会繁殖，并产生一连串的带状疱疹。

疾病初期，患者会出现低热、食欲不振、咳嗽或轻度腹泻甚至全身不适等症状，常被当成抵抗力下降导致的感冒而忽视。实际上，水痘的传染性很强，必须早期隔离患者，直到其全部皮疹结痂为止。因此，在学龄期的儿童人群中，很容易发生大规模的暴发式传染。

通常情况下，水痘按照自然病程发生、消退，即使疱疹较大、破溃后形成糜烂面，也会很快痊愈，而且愈后不留疤痕。但若不注意保持皮肤清洁，反复搔抓，疱疹破溃后就易继发细菌感染，甚至发生坏疽，从而导致愈后患处留下疤痕。因此，发热期的水痘患者应卧床休息，勤换衣服，用温水洗澡，保持皮肤清洁卫生。患者的衣服、用具等要暴晒或煮沸消毒。要多吃蔬菜，忌吃公鸡、海鲜、豆类及其制品、禽蛋、辣椒等。

50. 慢性前列腺炎

慢性前列腺炎是男性最常见的泌尿系统疾病之一,尤其好发于青壮年。近年来,青年男军人中慢性前列腺炎的发病率有增加趋势,需引起关注。

一般说来,前列腺炎主要分为急性和慢性两种,前者主要是一种由细菌引起的急性炎症,患病人数相对较少,慢性前列腺炎的患者较多。慢性前列腺炎常见症状可归纳为:①尿路症状,尿频、尿道灼痛、排尿等待、尿分叉、尿不尽等。②局部感染,阴茎中后部,会阴和肛门部不适,有重压或饱胀感,下蹲或大便时加重。③放射痛,阴茎、睾丸、阴囊、腹股沟、会阴、小腹、大腿等处有感。④性功能紊乱,主要表现为性欲减退、勃起欠佳、早泄等。

要想预防慢性前列腺炎,降低发病率,主动干预至关重要。要加大相关知识的宣传力度,积极改善官兵的工作环境,青年官兵则应及时改变不良生活方式、饮食习惯和行为习惯，具体应注意以下5个方面：

（1）改善官兵的工作、训练环境，消除易感隐患，科学合理地安排军事训练，并根据官兵个体情况调整训练强度，不要一味盲目地追求训练效果。

（2）官兵要注意多饮水，及时补充体内水分，戒除烟酒，避免食用过于辛辣的刺激性食物，养成良好的饮食与生活习惯。

（3）养成良好卫生习惯，经常洗澡，最好每天都能清洗生殖器及会阴部。包皮过长、包茎者更要将清洁工作做细致。避免穿着透气排热性差、过紧的内裤和紧身裤。

（4）丰富业余生活，改变不良生活习惯，避免手淫或减少手淫频次。改掉久坐、憋尿的习惯，宜经常变换工作体位，及时排尿。发生泌尿系统感染时要及时治疗。

（5）抓好防病与训练工作，药械及时配发到位，医务人员要定期进行疾病普查，及时了解、掌握官兵的健康情况，做到早发现、早诊断、早治疗。

已患病者要接受正规化、规范化治疗，争取早日康复。需要注意的是，在治疗过程中需要加强对患者的心理疏导，帮助前列腺炎患者正确对待自己的病患，增强战胜疾病的信心。

本套书系军队指令性专项课题的分项研究内容,课题总负责人为第三军医大学军事预防医学院糜漫天教授。

官兵健康知识手册

健康行为与卫生习惯

《官兵健康知识手册》编委会 编著

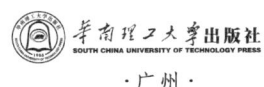

·广州·

本书编委会

主　　审：刘乐斌
编委主任：李权超　于　泱
主　　编：刘乐斌　王　玫
副 主 编：陈荣华　张　虹　李代波
编　　委：胡　艳　高　珊　高健荣
　　　　　李　颖　李　欣

前　言

　　古语有云：健者，强有力也；康者，通畅也。意思是说，健康是一种在生理、心理和环境适应上的完好状态。军人的身心健康关系到部队战斗力的生成，新的历史条件下，虽然战争形态、作战样式和战场环境发生了深刻变化，但"军无百疾，是谓必胜"的基本规律没有变。因此，预防疾病、维护健康是保障战争胜利的重要前提。根据新形势下部队卫生工作的要求，我们在总结近年来为部队开展心理卫生服务经验的基础上，以通俗易懂的语言，向广大官兵进行相关健康知识的宣传，以期让广大官兵自己

掌握健康的相关知识和技能，降低疾病及训练伤的发生，实现官兵自我健康管理、自我疾病预防，提高官兵自我健康维护能力和健康素养。

本书内容紧密结合部队基层官兵健康需求及部队官兵的实际情况，具有较强的实用性和指导性。本书作者来自不同单位：刘乐斌、张虹、陈荣华、李代波、胡艳、高珊、高健荣（广州军区疾病预防控制中心），王玫（广东省军区天平架干休所），李颖（南部战区空军越秀山干休所），李欣（中部战区陆军第54集团军71352部队）。由于我们的知识水平和能力有限，错漏之处在所难免，恳请各位首长、专家学者和广大官兵批评指正。

本书由第三军医大学军事预防医学

院糜漫天教授牵头的"中国军人通用健康标准及其实施路径研究"课题组组织军内相关学者编写,对所有参与、支持、关心课题研究和本书编写出版的官兵、同仁,在此表示衷心的感谢!

编者

2016 年 3 月

目 录

1. 10 种不健康的行为习惯 ……………（1）
2. 不健康生活方式的恶果 ……………（2）
3. 吃动平衡，走向健康 ………………（3）
4. 三慢四快，健康常在 ………………（5）
5. 理想睡眠标准 ………………………（6）
6. 失眠的判定 …………………………（8）
7. 如何实现最佳睡眠 …………………（9）
8. 如何看待做梦 ………………………（12）
9. 怎样摆脱噩梦的纠缠 ………………（13）
10. 科学管理睡前活动 …………………（14）
11. 科学管理睡前餐饮 …………………（15）
12. 科学管理睡前心情 …………………（15）
13. 烟草烟雾中的有害成分 ……………（16）
14. 吸烟有害健康 ………………………（17）
15. 被动吸烟危害更大 …………………（19）
16. 戒烟的益处 …………………………（20）

17. 如何戒烟 …………………………（21）
18. 自觉限酒、控酒 …………………（23）
19. 过量饮酒危害多 …………………（24）
20. 落实"禁酒令"的意义 ……………（26）
21. 正确对待自慰行为 ………………（26）
22. 健康的性行为 ……………………（28）
23. 珍爱生命，拒绝毒品 ……………（28）
24. 开车不能打手机 …………………（30）
25. 献血有益健康 ……………………（31）
26. 戒绝网瘾 …………………………（33）
27. 不做低头族 ………………………（34）
28. 正确洗手方法 ……………………（35）
29. 经常开窗通风 ……………………（37）
30. 早晚刷牙、饭后漱口 ……………（37）
31. 根据口腔健康需要选择牙膏 ……（38）
32. 每年一次口腔健康检查 …………（39）
33. 提倡每年洁牙（洗牙）一次 ……（39）
34. 科学吃糖，少喝碳酸饮料 ………（40）
35. 每天喝足量水 ……………………（41）
36. 正确饮水习惯 ……………………（42）

37. 白开水是最好的饮品 …………… (43)
38. 饮水不当会引起各种疾病 ……… (45)
39. 走出饮水的误区 ………………… (47)
40. 如何科学喝茶 …………………… (49)
41. 保持正常排便习惯 ……………… (52)
42. 用脑卫生 ………………………… (53)
43. 这几种行为最伤大脑 …………… (55)
44. 用眼卫生 ………………………… (57)
45. 睡前用 iPad 伤身又伤神 ……… (58)
46. 睡前热水泡脚 …………………… (60)
47. 爱笑是一种健康习惯 …………… (60)
48. 个人卫生制度 …………………… (62)
49. 环境卫生要求 …………………… (62)
50. 健康行为的八块生命木板 ……… (63)

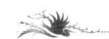 健康行为与卫生习惯

1．10 种不健康的行为习惯

（1）缺乏体育锻炼：导致身体虚弱、易疲劳、晕眩等现象出现，引发心脑血管疾病和肥胖。

（2）有病不求医：不理会"小毛小病"，或者随便吃点药扛过去，常常导致疾病被拖延，错过最佳治疗时机。一些疾病易被药物表面缓解作用掩盖而延误成大病。

（3）不参加体检：不能及时了解自身健康状况和危险因素而延误了最佳预防治疗时机。

（4）不吃早餐：长期不吃早餐可导致消化系统和代谢性疾病。

（5）缺少交流：在缺乏交流、疏导和宣泄的情况下，人的精神压力与日俱增。

（6）长时间处在空调环境中：导致自身机体调节和抗病能力明显下降。

（7）久坐不动：长时间坐着，不利于血液循环，会引发很多代谢性和血管性疾病；坐姿

长久固定，也可引发颈、腰椎疾病。

（8）不能保证睡眠时间：睡眠不足是导致疾病的重要原因。

（9）面对电脑过久：过度使用和依赖电脑，除了辐射外，还会导致眼病，颈、腰椎病，精神心理性疾病的发生率增高。

（10）饮食无规律：不能保证三餐定时适量，常常导致心脑血管和代谢性疾病。

2. 不健康生活方式的恶果

（1）每吸一支烟，减寿5分钟，终身吸烟减寿18年。

（2）生活不规律者患消化性溃疡的可能性比生活有规律者高出3倍以上。

（3）对任何事物都不感兴趣的人，患肝病的可能性比对生活充满兴趣的人增大3倍。

（4）每天吸烟而患消化性溃疡、心血管疾病的人比不吸烟的人多4～5倍。

（5）不吃早餐的人患糖尿病的危险性比按

时吃早餐的人要高出4倍以上。

（6）每天喝咖啡5次以上的人，发生腰痛的可能性比少喝或不喝咖啡的人高出3倍。

（7）心理素质较弱、常受到精神刺激的人，患消化性溃疡的危险比心理素质好的人高出4倍，患心血管病的可能性比心理素质好的人高出2倍。

（8）每天吃的食品过咸导致患心血管病、高血压疾病的几率比正常人高出4倍或以上（每天盐的摄入量在30克以上者，几乎都会患高血压病）。

（9）每周运动不足3次者，健康寿命减少10年以上。

3. 吃动平衡，走向健康

吃动平衡，走向健康，看似简单的八个字，却是一个适合每个人的健康良方。吃，就是要管住嘴，别让病从口入；动，就是迈开腿，多运动。吃，是一个"1"，动，是一个"1"，加在一起,并不是"2",而是更多,甚至就是"11"。这是多么巨大的回报,而在"11"当中,缺了任何一个"1",功力都少了十分,所以,吃与动要平衡兼顾,不可偏废。

　　如果再具体一点说运动,并不是花大钱去买健康,而是回到最简单的行走上,每天都让自己有机会迈开双腿,启动这自身的"11"路车,花钱少,效果好,最后走出健康。其实,走路,看似简单,却与很多简单的事情一样,越简单,越接近真理。

　　而换个角度看"11",它又像中国人使用的筷子,这就涉及吃动平衡中的"吃"字,如何不让自己营养过剩,在下筷子之前,得谨慎三思,别让一时的"快活"毁了自己的健康。只要在吃下一顿饭的前半小时,你感觉到饿了,就说明你上顿饭吃的合适,可现实情况是:太多的人已经很久没饿的感觉了。这说明,管住嘴还真是个问题。饿了,才有真正的美味。

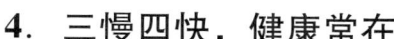

4. 三慢四快，健康常在

三慢：

（1）吃饭速度慢一点：细嚼慢咽可以增加唾液的分泌量，有助于唾液与食物的充分混合，增进消化吸收。慢慢吃饭能缓解紧张、焦虑的情绪；还可以锻炼面部肌肉，减少皱纹。

（2）脾气上来慢一点：有"火"能发出来是好的，但"一点就着"却不是什么好事，学会控制不良情绪是保障身心健康的重要因素。当心态恢复平和时，你会觉得既往之事其实不值得发脾气。

（3）心脏跳得慢一点：科学家发现，寿命的长短与心跳的快慢成反比，心跳越快，寿命越短。如果健康人能够每天用1小时步行5～6公里，即可刺激迷走神经，减慢心跳速度。

四快：

（1）走路快：快走会让身体变得更健康。走路慢会增加人的血管壁厚度，让人更容易患心脏病或中风,而步速快则会提高体内高密度脂蛋白,它可保护心脏,让人更长寿。

(2)反应快:反应速度是健康长寿更好的"风向标"。做点智力游戏,如数独、猜谜,甚至电脑游戏等,都有利于保持大脑灵活;而练练单脚站立、侧走等动作,也会让你的平衡性变得更好。

(3)大便快:大便顺畅,说明肠蠕动好,没有肛肠疾病;反之,宿便堆积,会不断产生毒素,造成肠胃功能紊乱、内分泌失调、精神紧张等问题。

(4)入睡快:入睡快的人往往拥有充足而高质量的睡眠,因为他们能够较快地进入深睡眠状态,这是养生保健的一个重要前提。

5. 理想睡眠标准

- 入睡快,在 10 ~ 20 分钟就能入睡。
- 睡眠深,呼吸深不易被惊醒。
- 无起夜或很少起夜,无惊梦现象,醒后

很快忘记梦境。

- 起床快，早晨起床后精神好。
- 白天头脑清晰，工作效率高，不困倦。
- 每天睡眠 7～8 小时，睡觉太多或太少都会引发种种不适。

虽然部队制定了科学的作息时间，但官兵们也经常会受到工作训练、生活习惯或心情变化的影响，不能按时休息。因此特别提醒官兵们一定要学会科学管理睡眠时间：一是尽量保证晚上 11 点到次日凌晨 4 点这段黄金睡眠时间；二是午睡一般不超过 1 个小时；三是平时每天睡眠时间控制在 6～8 小时，作战演习或执行任务期间每天睡眠总量要不少于 5 小时；四是连续执行任务期间，应抓住一切空余时间，短暂睡眠休息；五是睡眠被长时间剥夺前后应及时补觉。不过，睡眠时间也因人因年龄因季节差异而不尽相同，最核心的要素是保证睡眠质量。

6. 失眠的判定

失眠是一种严重影响工作、生活的不良睡眠状况，常表现为难以入眠、不能入睡、维持睡眠困难、过早或间歇性醒来而引致睡眠不足。失眠是一种最常见的睡眠紊乱，几乎每个人都有过失眠的经历。

世界卫生组织最新统计表明：全球有近四分之一的人，因不会科学管理睡眠而承受失眠的折磨。《2015年中国睡眠指数报告》指出，存在严重睡眠问题的中国人由22%上升为31.2%，有过失眠经历的人，则从6.4%直接飙升至16.8%。部队官兵每天处于高度紧张的工作训练节奏中，也容易引发失眠。

害怕失眠比失眠本身更可怕，不能把失眠这事不当一回事，也不能太当一回事。一个人越担心失眠就越睡不着，顺其自然反而效果不错。心态调整到位仍然失眠也无须忧虑，一般来讲，经过一个系统的综合治疗，大部分患者

健康行为与卫生习惯

都会得到明显改善。

7. 如何实现最佳睡眠

（1）睡觉应该有一个合适的环境，主要是一个清静的卧室和舒适的床铺。通风是卧室的一个重要条件，因为新鲜的空气比什么都重要。无论室外的温度高低，睡觉之前都应该开窗换气。

（2）选择最佳卧姿：一般主张向右侧卧，微曲双腿，全身自然放松，一手屈肘放枕前，一手自然放在大腿上。现代医学认为，右侧卧对生理健康有益，因心脏偏于胸前左侧，右侧卧可令全身肌肉放松，心胸不受压迫，呼吸舒畅，能保证睡时全身氧气供应。

（3）最佳方向：不少学者认为，头朝南或北睡觉，顺着地磁南北方向，可产生生物磁化效应，使生物电加强，利于器官机能调整，有益于身体健康。

（4）最佳温度：一般说，人在 15～24℃

的环境温度中，可获得最佳睡眠状态。

（5）最佳入睡时间：要想提高睡眠质量，必须注意入睡时间，能取得较好的睡眠质量的入睡时间是晚上9点到11点，中午12点到1点半，凌晨2点到3点半，这时人体精力下降，反应迟缓，思维减慢，情绪低下，利于人体转入慢波睡眠，进入甜美的梦乡。

（6）最佳睡眠时间：美国癌症协会的一项调查表明，成人每天睡7～8小时，寿命最长。

（7）最佳枕高：成人枕头以8～15厘米高为佳，相当于睡者一肩高左右。

（8）最佳床铺：从脊柱的生理弯曲要求而言，席梦思床、钢丝床都不是十分理想的睡床，最佳的床是木板床，其次是棕榈床上垫上褥子，能使脊柱保持正常状态。

（9）顺应生物钟：如果我们每天准时起床，定时去迎接每天早晨的阳光，那么你的生物钟就会准时运转。研究表明，这是提高睡眠质量的关键要素之一。形成习惯之后，人就会按时入睡。生物钟是不能轻易破坏的，千万不要在星期六、星期天晚上不睡，白天不起，破坏了自己的生物钟。

（10）放松身体：按摩、热水浴，放满热水的浴缸对于身心疲惫的您来说最为合适不过，要知道它同时还会提高您的睡眠质量。另外，辛苦工作之后的按摩也效果显著。按摩和热水浴会驱散精神上的压力，从而起到提高睡眠质量的效果。

（11）白天不要打盹：在白天的小憩无疑会影响到夜间的睡眠。比起白天的打盹，毫无疑问，夜间的睡眠质量要高出许多。

（12）经常锻炼：据调查，那些经常锻炼的人在睡眠质量方面要明显优于那些不锻炼的人，并且很少出现失眠的现象。每天保持20分钟的户外活动，以此让身体达到兴奋状态，这样晚间才会感到疲劳而尽快入睡。

（13）心中养成正确的对床的认识：床的功能只有一个，那就是睡觉。许多人喜欢在床上读书和工作，或者看电视，甚至吃东西，这样会对潜意识造成影响，对床的功能产生错误的认识。另外，在睡眠之前请不要看电视或者读书超过 30 分钟。

8. 如何看待做梦

引起做梦的原因大致有两个：

（1）日有所思，夜有所梦。千奇百怪的梦大都与本人日常生活中的愿望、想象、回忆、忧虑、思念等精神活动有关。

（2）内外部刺激的影响。就像古书上说的"甚饱则梦与，甚饥则梦取"。白天劳累过度，临睡前深思熟虑次日的工作或纠缠于白天不愉快的事情，身体有病，如头痛发烧、心脏不好以及睡眠的姿势不适，床铺被褥不舒服等，都会对做梦有影响。

科学家认为，人体通过大脑要求有一个连睡带梦的过程，只有这样才能真正使我们全身彻底休息放松，并且调整我们善良温和的性格。

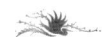 健康行为与卫生习惯

9. 怎样摆脱噩梦的纠缠

怎样摆脱噩梦的纠缠？要注意以下四点：

（1）保持乐观情绪。心理学的研究表明，生活愉快、情绪乐观、性格开朗的人，一般是不大会做噩梦的；即使偶尔做了噩梦，也不会在梦后念念不忘、情绪紧张、庸人自扰。可见，保持乐观情绪，乃是防止与消除噩梦影响的基础或前提。

（2）讲究用脑卫生。梦是在睡眠过程中人脑某些部分继续活动的产物。因此，要防止与消除噩梦的产生，就需要我们学会科学地使用大脑，注意有张有弛，合理作息。

（3）培养良好的睡眠习惯。

（4）学会自我解梦。所谓学会自我解梦，一是要破除对梦的种种迷信。梦并不妨碍睡眠也不损身体健康，反而有益于提高睡眠质量与身心健康。这样，即使做了某种所谓不祥之梦，也会泰然处之。二是把梦的内容作积极的解释。

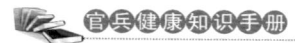

通过自我暗示，对心身产生积极的影响。三是梦也可能是某种疾病的迹象，梦者应及时去就医诊治。梦的征兆并不神秘。实际上，该微弱病痛早已存在，只是由于白天有众多的刺激，工作繁忙，没有察觉到；但人入睡后，由于万籁俱寂，刺激减少，该微弱病痛便在梦中反映了出来。

10. 科学管理睡前活动

睡前尽量不要进行高强度训练或是剧烈运动，可以慢跑或散步，或是听一些舒缓的轻音乐，有助于催眠。此外，不要躺在床上玩电子产品，虽然感觉很放松，但实际上对睡眠质量有很大伤害。科学研究证明，在床上使用1个小时的手机、平板电脑或其他一些会发出光线的电子产品，都会减少褪黑激素的生成，一旦褪黑激素受到了抑制，人的生理周期也将受到影响，使人始终处于浅睡眠状态，甚至大大减少人们的睡眠时间。还可能导致玩着玩着就停不下来，再无睡意。

11. 科学管理睡前餐饮

晚餐不要吃太多，睡前勿暴饮暴食，晚上7点以后不要再吃正餐。如果加班饿了，不要吃辛辣、富含油脂的食物，可以吃点土豆、燕麦片等能促进睡眠的食物。特别要提醒的是，一定不要借酒助眠，酒精会让大脑处于即将苏醒的状态，使人即使休息也无法放松肌肉，导致第二天起床后依然感到疲惫。部分官兵，特别是机关干部晚上加班工作时有喝浓茶、咖啡提神的习惯，长此以往，就会打乱人体的生物钟，破坏睡眠规律，导致失眠。因此，睡前几个小时不要喝兴奋型饮料，也不要喝太多水，因为夜间频繁上厕所也会影响睡眠质量。

12. 科学管理睡前心情

从心理卫生方面讲，入睡前应当放松精神，

去掉不良的自我暗示，消除睡前焦虑，不要为过去的人或事生气、懊悔。睡前尽量放松自己，如果还有事放心不下，就在床边放好纸和笔，把焦虑心情或者没有想明白的事情随时写出来。同时，可以听听舒缓的轻音乐，读一些无刺激的书籍，慢慢地就可以安然入睡了。

13. 烟草烟雾中的有害成分

烟草烟雾中的有害成分主要有：

（1）尼古丁：尼古丁是香烟烟雾中极活跃的物质，毒性极大，而且作用迅速。40～60毫克的尼古丁具有与氰化物同样的杀伤力，能置人于死地。尼古丁是令人产生依赖成瘾的主要物质之一。

（2）焦油：焦油在点燃香烟时产生，其性质与沥青并无多大差别。有分析表明，焦油中约含有5000种有机和无机的化学物质，是导致癌症的元凶。

（3）亚硝胺：亚硝胺是一种极强的致癌物

质。烟草在发酵过程中以及在点燃时会产生一种烟草特异的亚硝胺（TSNA）。

（4）一氧化碳：吸烟时，烟丝并不能完全燃烧，因此会有较多的一氧化碳产生。一氧化碳与血红蛋白结合，会影响心血管的血氧供应，促进胆固醇增高，也可以间接导致某些肿瘤的形成。

（5）放射性物质：烟草中含有多种放射性有害物质。

其他有害及致癌物质：除了上述有害物质之外，香烟中的有害物质还有苯并芘，这是一种强致癌物质。另外香烟中的金属镉、联苯胺、氯乙烯等，对癌细胞的形成会起到促进作用。

14. 吸烟有害健康

烟草危害是当今世界最严重的公共卫生问题之一。众多无可辩驳的科学证据表明，吸烟和被动吸烟均严重危害人类健康。很多疾病由此引起。

（1）冠状动脉疾病：吸烟者中患上冠状动脉心脏病的为不吸烟者的8倍左右。

（2）脑血管疾病：吸烟也是引起"中风"的重要危险因素之一。

（3）粥状动脉硬化疾病：吸烟者其末梢血液循环不良情形的发生及恶化程度均明显比不吸烟者快。

（4）高血压：吸烟虽不是直接引起高血压之因素，但却会使高血压恶化而直接引起死亡。同时吸烟也会干扰抗高血压药物的疗效，使高血压无法得到有效控制。

（5）糖尿病：吸烟会使血糖上升，同时也会干扰胰岛素的吸收，所以对于控制糖尿病有不利影响。

（6）慢性肺疾病：长期吸烟会造成慢性肺疾病，最后形成慢性心肺衰竭。

（7）吸烟令人受孕机会下降，同时会延迟胎儿在子宫内生长，出生后婴幼儿成长及智力发育均会受到影响。

（8）吸烟会干扰胃粘膜修复，故吸烟者其

胃及十二指肠溃疡机会均较不吸烟者高。

（9）恶性肿瘤：吸烟容易罹患肺癌、口腔癌、喉癌、泌尿器官癌等疾病。

15. 被动吸烟危害更大

被动吸烟（也就是"吸二手烟"），比原本外界所知道的危害还要大，一些与吸烟者共同生活的女性，患肺癌的几率比常人多出6倍。

吸烟时卷烟经燃烧散发的烟雾可分为主流烟雾和支流烟雾两种。被动吸烟者主要吸入的是支流烟雾，而主动吸烟者吸入的主流烟雾在体内被吸收的仅占70%，还有30%又呼出体外，混入支流烟雾中。被动吸烟者吸入的支流烟雾的成分从定性上来讲与主流烟雾基本相同，但在数量上却有所差别，其有害成分比主流烟雾高。譬如，一氧化碳的含量，支流烟雾是主流烟雾的5倍，焦油和烟碱是3倍，苯并芘是4倍，氨是46倍，亚硝胺是50倍，尼古丁是2倍甚至几十倍，此外，支流烟雾中，甲醛、甲苯、丙酮、吡啶、二氧化氮、苯胺、酚、镉、镍的比值也很高。当人吸一支卷烟时，要散发出 2000 毫升烟雾，含有害物质 300 多种，其中致癌物质 40 多种，促癌物质 10 多种。由此可见，"吸二手烟"不仅遭受到与"吸一手烟"同样的危害，而且对健康的损害还更为严重、更为强烈。

"清洁空气，拒吸二手烟"是 21 世纪的第一个"世界无烟日"的主题。吸烟是一种十足的"损人不利己"的行为，有百害而无一利，影响健康，使人缩短寿命，而且吸"一手烟"的人，同时还会吸入由自己制造的"二手烟"，可谓雪上加霜，因此，为了他人和自己的健康，应当主动放弃这种行为。

16. 戒烟的益处

戒烟可显著降低吸烟人群的死亡风险，吸烟者戒烟时间越长，死亡风险越低，而减少吸烟量并不能降低吸烟者的发病和死亡风险，吸烟者应该完全戒烟。

吸烟者在戒烟后可以获得巨大的健康益处，并且任何年龄戒烟均可获益，60岁、50岁、40岁和30岁时戒烟可分别赢得约3、6、9和10年的预期寿命。与持续吸烟者相比，戒烟者的生存时间更长。因此，早戒比晚戒好，戒比不戒好。

戒烟可以降低肺癌、冠心病、慢阻肺、脑卒中等多种疾病的发病和死亡风险，并改善这些疾病的预后。吸烟的女性在怀孕前或怀孕早期戒烟，可以降低早产、胎儿生长受限、新生儿低出生体重等多种妊娠问题的发生风险。

此外，戒烟还可以获得明显的社会经济效益，避免劳动力损失、减少医疗花费和增加劳动产值。

17．如何戒烟

（1）坚定的决心是戒烟前提。由于吸烟者对尼古丁的生理依赖及对吸烟习惯的心理依赖已经形成，这使得他们明知吸烟有害却仍然对香烟恋恋不舍，迟迟无法下定戒烟的决心，甚至还心怀侥幸地找出各种各样的理由来自我安慰，这是十分危险及不明智的做法。戒烟的第一步便是要下定戒烟的决心，因为坚定的决心是戒烟成功的前提。

（2）正确的方法是戒烟手段。戒烟不是一件想戒就能戒成的事情，要想戒烟成功就必须掌握一些戒烟窍门：①公开宣布"我戒烟了"。戒烟时应大胆地争取家人、同事、朋友的帮助，事先向大家打个招呼，把你戒烟的消息传出去。②转移注意力、调节情绪。③多做有氧运动。经常运动会降低对尼古丁的欲望和依赖，增强自我控制能力。④说服周围其他的吸烟者与你一起戒烟。⑤远离吸烟者。避免受到吸烟者的干扰，最好的方法是暂时远离他们。⑥坚持最后五分钟。研究发现，每次烟瘾上来时，只要坚持5～10分钟，烟瘾便会慢慢消退。而这几分钟正是考验戒烟者毅力的时候，戒烟成败的关键就在于是否能挺住这几分钟。

（3）果断的行动是戒烟的关键。行动是戒烟的开始，也是戒烟成功的关键。戒烟的行动不但需要立刻开始，而且还需要不断地坚持下去，因为戒烟的行动开始后，是否能够坚持住便是戒烟成功的关键。首先，一边吸烟一边戒烟的做法是行不通的，要想戒烟就必须从不吸烟开始。但是在戒烟的初期，许多人都可能会由于一时没有坚持住而又吸了一两支，这其实是很常见的事情，戒烟就好比是一场战斗，谁也无法保证每一个回合都能取得胜利，一两个回合的失利不可怕，可怕的是从此放弃了戒烟的努力而认输。总之一句话，只要不认输，只要坚持住，戒烟一定能成功。

18. 自觉限酒、控酒

自觉限酒、控酒，不要酗酒，打造健康生活。

世界卫生组织指出：酗酒是指过量饮酒且对酒精依赖达到一定程度，从而导致明显的精神紊乱或干扰了身体和精神健康,影响人际关系及其社会经济功能的行为。美国医学会将酗酒定义为:酗酒是与持续的和过量的酒精饮用直接相关的一种疾病,其特点是患者的生理、心理和社会功能均受到不同程度的损害。而过量饮酒一般是指饮入酒精的量和度超过了机体的耐受线,并导致对身体健康的不良影响。

19. 过量饮酒危害多

酒对不同年龄阶段的人群有着不同程度的影响,适当饮酒对身体是有益的,但过量饮酒则其害无穷。大量饮酒后会发生急性酒精中毒,中枢神经系统因此被深度抑制,出现动作失调、呕吐、昏睡、昏迷等症状,甚至导致死亡。长期过量饮酒对身体主要造成五大危害:

一是伤胃伤肝。过量饮酒,最受伤的莫过于肝脏。有研究表明,正常人平均每日饮40～80克酒精,10年即可出现酒精性肝病,如平均每日饮酒160克,8～10年就可发生肝硬化。

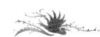

另外,一次性大量饮酒后会出现急性胃炎的不适症状,长期过量摄入酒精,会导致严重的慢性胃炎,还可诱发胃出血甚至危及生命。

二是伤脑害胰。大脑摄入较多酒精对记忆力、注意力、判断力及情绪反应都有严重伤害。特别是过量饮酒会伤害胰腺,诱发胰腺炎,久而久之,还会导致2型糖尿病和其他胰腺病变。

三是诱发恶性肿瘤。过量饮酒者与非过量饮酒者相比,其口腔、咽喉部癌肿的发生率高出两倍以上。

四是升高血压。我国高血压流行病调查结果显示,过量饮酒是中国人血压病变的三大诱因之一。

五是伤害频发。酗酒不仅对自身身体造成损害,而且也严重影响正常的家庭生活。喝酒后,人的情绪容易激动、乱发脾气、判断力和控制力欠佳,容易与人发生冲突。

20. 落实"禁酒令"的意义

日常生活里,许多人都不愿喝酒,但由于受"无酒不成席""感情深,一口闷""酒风看作风"等观念的驱使,往往身不由己,万般无奈,只能硬着头皮与他人推杯换盏。尤其是午间饮酒,人到了下午难免精神恍惚,昏昏欲睡,工作效率低下。可以说,喝酒既损害健康,又影响工作。因此要引入"健康管理"新理念,利用健康现代管理手段、医学保健知识和技能,改善、促进和维护官兵的健康。从一定意义上说,"禁酒"就是管理官兵健康的一个重要举措。

21. 正确对待自慰行为

自慰行为又称手淫。现代医学认为,按照正常的生理周期,以手淫方式排解性欲是不会损害身体的。次数并不频繁的手淫行为是对积

健康行为与卫生习惯

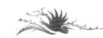

累已久的生理需要和心理压力的一种宣泄,是一种自慰行为。每月手淫1～2次,并不会有碍健康或大伤元气,因为手淫的体力消耗以及排出精液中微乎其微的营养物质,对身体健康基本构不成威胁。但过度手淫,思想上往往过度集中于低级的性刺激,会引起失眠、头晕、劳累、记忆力下降等对身体有害的现象,令人内心总处于矛盾状态,自认为这种行为不好,但改不了,又难免产生紧张、焦虑甚至悲观情绪。

如何戒除过度手淫?首先要有毅力,能够自我控制。不要背思想包袱,只要下定决心一定会戒除的。要培养正当的爱好和高尚的情操,除正常的工作学习外,业余时间多参加文娱、体育活动。在战友不在的时候,尽量不要一个人睡在床上消遣时间。要经常清洁外阴部,内裤不要太紧。

手淫发生在睡眠前后,因此要养成早睡早起的习惯,睡前用热水洗脚,常到户外散步、做些轻松的运动,有助于入睡。早晨醒来后,不要依恋床榻，不睡懒觉。

22. 健康的性行为

何时发生性行为是个人的选择，在做出决定前，要明白性行为的结果和应负的责任。尊重他人，为自己负责，也为他人和社会负责。要顾及别人的感受，不要只为了满足自己的性需要而给别人带来伤害和痛苦。

如果要发生性行为，要学习相关的性生活技巧，采取相应的安全措施（如戴安全套），避免非意愿怀孕和感染性病或艾滋病。

23. 珍爱生命，拒绝毒品

《中华人民共和国刑法》所称的毒品，包括鸦片、海洛因、甲基苯丙胺（冰毒）、吗啡、大麻、可卡因以及国家规定管制的其他能够使人形成瘾癖的麻醉药品和精神药品。

吸毒危害自己、危害家庭、危害社会。

（1）毁灭自己。滥用毒品可导致多种疾病发生，如急性和慢性肝炎、肺炎、败血症、心内膜炎、肾衰竭、心律失常、中毒性精神病、性病及艾滋病等，甚至引致死亡。长期吸毒者精神萎靡，形销骨立，简直是"人不像人，鬼不像鬼"。

（2）祸及家庭。一个人一旦吸毒成瘾，就会人格丧失，道德沦丧，为购买毒品耗尽正当收入后，接着就变卖家产，四处举债，倾家荡产，六亲不认。"妻离子散、家破人亡"往往就是吸毒者家庭的结局。

（3）危害社会。吸毒与犯罪如一对孪生兄弟。吸毒者为获毒资往往置道德、法律于不顾，越轨犯罪，严重危害人民生命与社会治安。

吸毒者丧失工作能力与正常生活；对吸毒者的各种医疗费用，缉毒、戒毒力量的投入，药物滥用防治工作的开展，这些都给社会经济带来严重的损失。

一朝吸毒、十年戒毒、终身想毒。毒品非常容易让人成瘾，有的人只吸一支含有毒品的

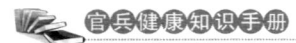

烟就会上瘾。上瘾后产生顽固的心理依赖和生理依赖，即使经过急性脱瘾治疗后，消除了体瘾，但因毒品的欣快感会使其难以忘怀，"心瘾"或其他一些原因会促使他再次吸毒。

一旦吸毒，戒毒是非常困难的。据资料报道，吸毒者的复吸率达90%以上，至今还没有什么"特效药"能防止终身不吸毒。

预防毒品危害，应当严格要求自己，绝对不能尝试毒品。

24．开车不能打手机

有些人对一边开车一边打手机不以为然，其实这是很危险的。研究发现，日常生活中大脑可毫不费力地完成各种认识任务，可一旦同时处理两项任务，哪怕是非常简单的任务，大脑处理信息的效率会严重下降。这在神经科学中叫作"双任务干扰"，人脑并不具备"多任务处理系统"。所以，人在开车时会有大量视觉信息涌入大脑，此时如接打手机，大脑就会同时接收大量声音信息以待处理,而大脑却来不及处理,因此易出事故,类似的案例屡见不鲜。

25. 献血有益健康

血液约占成年人体重的7%,在人体中肩负着输送氧气、水分及养分的重要职责,也是人体完成各项生命活动所不可或缺的一部分。对于很多想要献血的人士而言,最担心的问题莫过于献血对健康的影响了。虽然献血后身体会感到一些不适,但从长远的角度看,献血对健康仍然是起积极作用的。

献血后很多人都会有眩晕、冒冷汗、乏力的感觉,有些人会认为这是献血对身体不利影响的表现。事实上,一次献血会抽出体内4%～8%的血液,这会导致体内的液体量骤然减少,从而产生这些症状,当液体量恢复正常后,症状便会消失。因此,献血后一两天内应注意多补充水分,献血后立即喝下献血站提供的饮品也有助于缓解这种症状。

很多持传统观念的人会认为献血"伤身体""伤元气",从而抵制献血或在献血后进补。事实上,由于骨髓造血干细胞的灵活性很强,加之献血后体内促进血细胞生成的激素水平也会相应升高,因此献血所损失的血细胞会在数天内完全恢复,人体一般不会受影响(这种效应反而有利于造血系统),各种"补品"对此也没有效果。至于献血后局部所产生的瘀斑,则大多是因为局部血液流入皮下组织形成血肿所致,一周以内便会自行吸收,也不会留下后遗症。

对于身体健康、体质不差的成年人而言,半年一次的献血,既有利于自己(促进造血系统),也能惠及家人(长期献血者用血优惠),还能帮助到其他需要血液的人士。所以,从现在开始,不妨把献血当作一种生活态度,让这份爱心传递下去。

26. 戒绝网瘾

信息时代日新月异,手机、电脑和网络已成为许多官兵工作和生活不可或缺的工具。但它是一把"双刃剑",具有双面性,如果对其过分依赖,就会引起心理失调,进而成瘾。那么,如何戒绝网瘾呢?

一是理智约束自己。要多用直接交流的方式取代手机和网络交流,通过自我约束逐渐减少不必要使用手机和网络的次数,尽量将生活的重心从依赖物上转移。

二是培养忍受孤独的能力。独处,有助于客观正确地认识自己,也是形成独立个性所必需的。患上依赖症的官兵要学会享受一个人的时光,在没有手机和网络与外界联系的情况下,要善于通过某种方式来充实自己,比如看看书、听听音乐等。要多与独立性较强的战友交往,学习他们好的工作、生活习惯。

三是转移注意力。如果客观条件允许,最

好多参加一些有益身心的活动,要把自己的心态调整好,学会放松、张弛有度,为自己营造健康的"绿色生活",如运动、健身、散步、郊游等,以此分散对依赖物的注意力,帮助自己找到更多排解烦恼和压力的方法。

27. 不做低头族

在当今社会,不管是地铁上、公交上,还是行走在路上,都能经常看到"低头族",他们的视线大都在平板电脑或手机的屏幕上,有的玩游戏,有的看微信微博,有的看视频,每个人都想通过盯住屏幕的方式,把零碎的时间填满。

长期低头看屏幕对"低头族"的危害主要有:①由于用眼过度,导致眼睛视力短期内明显下降。②诱发颈椎病,长期保持低头姿势,颈部缺乏运动,致使颈部由最初的轻微不适发展为颈椎病。③记忆力下降,精神不集中。由于思维聚焦于屏幕上的内容,对外部事物减少反应，对刷屏产生强迫心理，导致心理问题出现。④如果走路低头看手机、开车看手机，极易发生交通事故，这种不幸在现实生活中屡见不鲜。

因此，为了自己的身体健康，"低头族"们快抬起头来，减少玩电子产品的时间，多参加体育锻炼，调整自己的状态，重新找回健康身体。

28. 正确洗手方法

正确洗手是个人卫生的基础，保持手部清洁卫生是降低腹泻等肠道传染病和肺炎等呼吸道传染病患病风险的最有效和最廉价方法之一。在日常生活中，如果忽视手部卫生，将导致腹泻、流感、手足口病、沙眼等疾病传播的几率大大增加。

（1）正确洗手的步骤：①用水打湿双手，涂上适量的洗手液或肥皂。②五指并拢，掌心相对相互揉搓，洗净手掌。③手指交叉，掌心对手背相互揉搓，洗净手背。④手指交叉，掌心对掌心相互揉搓，洗净指缝。⑤双手轻合成空拳，互相揉搓，洗净指背。⑥一手握住另一只手的大拇指，旋转揉搓，洗净大拇指。⑦一手五指指尖并拢，在另一只手的掌心揉搓，洗净指尖。⑧用流动的清水将手冲干净。⑨用干净的毛巾或纸巾将手擦干，或者自然晾干。

（2）什么时候需要洗手？①在接触眼睛、鼻子及嘴前。②吃东西及处理食物前。③上厕所后。④当手接触到呼吸道分泌物污染时，如打喷嚏、咳嗽和擤鼻涕后。⑤护理病人后。⑥触摸过公共设施，如电梯扶手、升降机按钮及门柄后。⑦接触动物或家禽后。⑧外出回家后。

（3）洗手注意事项：①当你在洗手时最好用流动的水洗手，如有的地区不具备条件，可用水盆洗，方法与上述洗手法前七个步骤相同，只是最后需换一盆清水将双手冲洗干净。②洗手时用肥皂揉搓双手至少20秒，全部的洗手时间至少约需30秒，才能达到有效的清洁。

健康行为与卫生习惯

29．经常开窗通风

经常保持开窗通风：

（1）保持室内清洁卫生，经常开门窗通风换气，每日至少3次，每次15～20分钟。

（2）室外温度较低时要避免穿堂风，注意保暖。

（3）儿童、老人、体弱者和慢性病患者在呼吸道疾病流行期间，应尽量少去人群密集、空气不流畅的公共场所，必要时需要戴口罩。

30．早晚刷牙、饭后漱口

刷牙能去除牙菌斑、软垢和食物残渣，保持口腔卫生，维护牙齿和牙周组织健康。刷牙清除牙菌斑数小时后，菌斑可以在清洁的牙面上重新附着，不断形成，特别是夜间入睡后，唾液分泌减少，口腔自洁功能差，细菌更容易生长。因此，每天至少要刷牙两次，晚上睡前刷牙更重要。刷牙的同时结合用舌刷清洁舌背部能明显改善口腔异味。饭后漱口可去除口腔内的食物残渣，保持口腔清洁。咀嚼无糖口香糖也可以刺激唾液分泌，降低口腔酸度，有助于口气清新，牙齿清洁。

31. 根据口腔健康需要选择牙膏

牙膏是辅助刷牙的一种制剂，可增强刷牙的摩擦力，帮助去除食物残屑、软垢和牙菌斑，有助于消除或减轻口腔异味，使口气清新。在牙膏膏体中加入的其他有效成分，如氟化物、抗菌药物、控制牙石和抗敏感的化学物质，分别具有防龋、减少牙菌斑、抑制牙石形成和抗牙齿敏感的作用。

含氟牙膏有明显的防龋效果，其在世界范围的广泛应用是龋病发病率大幅度下降的主要原因之一。使用含氟牙膏刷牙是安全、有效的防龋措施，特别适合于有患龋倾向的儿童和老年人使用。但应该注意的是：牙膏不是药，只能预防口腔疾病，不能治疗口腔疾病，有了口腔疾病还是应该及时就医治疗。

32. 每年一次口腔健康检查

龋病和牙周病等口腔疾病常是缓慢发生的。早期多无明显症状，一般不易察觉，等到人出现疼痛等不适症状时可能已经到了疾病的中晚期，治疗起来很复杂，患者也会遭受更大的痛苦，花费更多的费用，治疗效果还不一定十分满意。因此，定期进行口腔健康检查，每年至少一次，能及时发现口腔疾病，早期治疗。医生还会根据情况需要，采取适当的预防措施，预防口腔疾病的发生和控制口腔疾病的发展。

33. 提倡每年洁牙（洗牙）一次

牙菌斑、食物残渣、软垢在牙面上附着沉积，与唾液中的矿物质结合，逐渐钙化形成牙石。牙石表面粗糙，对牙龈造成不良刺激又让新的牙菌斑粘附，是引起牙周疾病的一种促进因素。自我口腔保健方法只能清除牙菌斑，不能去除牙石。因此需定期到医院由口腔科医生进行洁牙，最好每年一次。洁牙是由口腔医生使用洁牙器械，清除龈缘周围龈上和龈下部位沉积的牙石以及牙菌斑。洁牙过程中可能会有轻微的出血，洁牙之后也可能会出现短暂的牙齿敏感，但一般不会伤及牙龈和牙齿，更不会造成牙缝稀疏和牙齿松动。定期洁牙能够保持牙齿坚固和牙周健康。

34. 科学吃糖，少喝碳酸饮料

糖是人类的主要营养要素之一，是人体能量的主要来源，是许多食品及饮料的调味剂，同时也是公认的一种引起龋病发生的危险因素。容易引起龋病的主要是蔗糖，其次为葡萄糖、淀粉等。如果经常摄入过多的含糖甜食或饮用过多的碳酸饮料，会导致牙齿脱矿，引发龋病或产生牙齿敏感。

因此，提倡科学吃糖非常重要。吃糖次数越多，牙齿受损机会越大，所以，应尽量减少每天吃糖的次数；少喝碳酸饮料，进食后用清水或茶水漱口，晚上睡前刷牙后不能再进食。

35. 每天喝足量水

水是人体重要的组成部分，占人体体重的 60%～70%。水在维持人体的新陈代谢、营养物质的运送、代谢废物的排泄、维持人体体温的恒定以及作为关节和其他组织的润滑剂上起着重要作用。

喝水不足会对健康造成损害，当失水达到体重的 2% 时，会感到口渴，出现尿少；失水达 10% 时，会出现烦躁、全身无力、体温升高和血压下降；失水达 20% 时，会有生命危险。而饮水过多则会加重胃肠负担，使胃液稀释，妨碍食物的消化。一次过多喝水容易引起人体体液浓度的变化，可能引起不良后果。

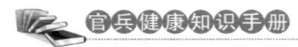

36. 正确饮水习惯

不要口渴才喝水,养成每天按时补水的习惯。可以根据自己尿液的颜色来判断是否需要喝水,一般来说,人的尿液为淡黄色,如果颜色太浅,则可能是水喝得过多,如果颜色偏深,则表示需要多补充一些水了。不要一次性大量喝水,每次200毫升(1杯)左右。

晨起和睡前一杯水,可有效降低血液黏度。人经过一个晚上的睡眠,人体流失的水分约有450毫升,早上起来需要及时补充,而且空腹喝水有益血液循环,也能促进大脑清醒,使这一天的思维清晰敏捷。

要多喝开水,不要喝生水。煮开并沸腾3分钟的开水,可以使水中的氯气及一些有害物质被蒸发掉,同时又能保持水中的人体必需的营养物质。

要喝新鲜开水。新鲜开水,不但无菌,还含有人体所需的十几种矿物质。但如果开水存留时间过长或者饮用自动热水器中隔夜重煮的水,不仅没有了各种矿物质,而且还有可能含有某些有害物质,如亚硝酸盐等,而由此引起的亚硝酸盐中毒并不鲜见。

喝水的多少要因人而异。对于人体而言,水在身体内不但是运送各种营养物质的载体,而且还直接参与人体的新陈代谢,因此保证充足的摄水量对人体生理功能的正常运转至关重要。通常,我们每个人需要喝多少水会根据活动量、环境,甚至天气而有所改变。

37. 白开水是最好的饮品

市场上各种纯净水、矿泉水、果汁等饮料很多,许多人觉得这些饮料肯定比白开水好,殊不知长期大量喝含糖饮料会减慢肠胃道吸收水分的速度,对人体的新陈代谢会产生不良影响。另外,纯净水也不是最佳饮品。自然的水中含有多种对人体有益的矿物质和微量元素,而纯净水中的这些物质含量大大降低,如果平

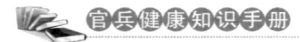

时人们饮食中的营养结构又不平衡，就容易导致营养失调。还有人认为矿泉水比自来水好，其实，矿泉水与自来水的主要区别在于矿泉水中某种矿物质或微量元素含量高，对特定人群有保健作用。矿物质和微量元素长期过多进入人体，可能引发呕吐、腹泻、抽搐、脱发和脱指甲等疾病，最常见的是肾结石。

从科学角度讲，喝白开水最能解渴，也是最健康的。白开水是由自来水煮沸而来，其主要成分是水，但其中还包含多种矿物质和一些人体需要量极少的微量元素，如钠、钾、钙、镁、锌、铁、铜、铅、氟、碘和硒等。矿物质和微量元素是人体必需的营养素，不能缺乏，也不能过多。我国的城市自来水都能达到国家卫生标准，可以作为保证人体健康的最佳饮水。自来水所含的矿物质为矿泉水的1/10，而又是纯净水的10倍。矿泉水的矿化度一般为200～300毫克/升，自来水为20～30毫克/升，而纯净水只有2～3毫克/升。从各方面来说，自来水是最适宜于人们日常饮用的水。

38. 饮水不当会引起各种疾病

由于水质的污染，污水已成为人类健康的隐形杀手，世界卫生组织的调查显示：全世界80%的疾病是由饮用被污染的水所造成的；全世界50%儿童的死亡是由饮用被污染的水造成的；全世界12亿人因饮用被污染的水而患上多种疾病；全世界每年有2500万儿童死于饮用被污染的水引发的疾病；全世界因水污染引发的霍乱、痢疾和疟疾等传染病的人数超过500万。由于水污染而造成的主要疾病有：

（1）癌。科学研究发现，癌症就是有害物质在人体细胞内外体液中长期积累而造成细胞组织的损害，然后急性恶化导致的。而癌细胞的扩散也是通过细胞体液来进行的，其他的疾病，如炎症等也是由于细胞内水的有害物质引发的。

（2）结石。人的肝脏功能是把各种养料分解合成，变成身体必需的养分，由血液输送到心脏，再由心脏通过血管将养分运送到五脏六腑及总量为60兆的细胞中。肾脏则是过滤网，从身体各部分回来的血液，混合着许多废物和杂质，经过肾脏的过滤，从尿道排出体外。这时常常有一部分杂质会在体内积累，日积月累就会造成各种结石症。

（3）心脑血管硬化。长期饮用不洁净的水，有些污染物就会沉淀在血管壁上，加速了心脑血管硬化。高血压、心脏病、脑血栓等疾病，和长期饮用不洁净的水有直接关系。

（4）氟中毒。长期饮用高氟水可导致中毒，骨中摄入过量的"氟"会使骨骼中钙质被置换，造成人体骨疏松和软化，使人弯腰驼背，甚至丧失劳动能力。

（5）以水为媒介的传染病。以水为媒介的传染病包括霍乱、痢疾、伤寒、肝炎和脊髓灰质炎（小儿麻痹）等。水中各种致癌物质，目前经认定至少有二三十种以上，近代工业有害物质，都可借着水为媒，污染我们的饮用水，直接或间接危害人们的健康，其所造成的疾病，往往令近代医学束手无策。

39. 走出饮水的误区

误区一：冰镇水卫生无菌。喝生水拉肚子是常识，可对于冰镇水，许多人的认识存在误区，不少人甚至认为冰镇是一种很好的消毒方法。其实，在 0～4℃ 的冰镇环境中，细菌照样滋生，根本不能保证卫生健康。从医学角度说，夏天，人体胃酸分泌相对较少，大量饮用冰镇水、冰镇啤酒会进一步稀释胃酸，造成肠道紊乱，由此带来众多相关疾病。

误区二：把医疗用水当饮用水。目前在市场上可以看到一些名为"电解水""富氧水"的饮料，严格地说，这些都属于医疗用水，不能作为正常人群的饮用水。电解水是通过电解作用，把水分解成阳离子水和阴离子水。阳离子水是医疗用水，必须在医师指导下饮用；阴离子水则常被用于消毒。富氧水是在纯净水里人为地加入更多的氧气。这种水中的氧分子到了人体内，会破坏细胞的正常分裂，加速衰老。

误区三：水中含矿物质越多越好。不少人认为，水中矿物质含量越高越好。其实不然，饮用水中应该含有适量、平衡的矿物质。矿物质含量高并不能说明水的活力强，且水中矿物质含量超标时，还会危害人体健康。例如，当饮用水中的碘化物含量在 0.02～0.05 毫克/升时对人体有益，而大于 0.05 毫克/升时则会引发碘中毒。

误区四：喝桶装水方便又安全。桶装水在流通过程中容易二次污染，桶装水开盖后保质期只有 24 小时，数小时后，在一定适宜的温度及环境条件下细菌就可能重新滋生，开盖 7 天之后的桶装水基本上就可能变成含有新生污染物的死水，也是不宜饮用的。另外，一些不法商人贪图暴利，向水桶内直接灌装自来水或生水，所以市面上有相当一部分桶装水不能达到纯净水的标准。

误区五：饮料等于饮用水。有的官兵喜欢把饮料当作饮用水。其实，水和饮料在功能上是不同的。饮料中含有糖和蛋白质，又添加了不少香精和色素，饮用后不易使人产生饥饿感。因此，用饮料代替饮用水，不但起不到给身体"补水"的作用，还会降低食欲，影响消化和吸收。长期饮用含咖啡因的碳酸饮料，会导致能量过剩，刺激血脂上升，增加心血管负担。

40．如何科学喝茶

中国是茶的故乡，许多人都有喝茶的习惯，茶叶中不仅含有丰富的营养物质，而且其含有的茶多酚、咖啡碱和儿茶素对人体健康大有裨益。茶对人体的益处有：

（1）延缓衰老。茶多酚具有很强的抗氧化性和生理活性，是人体自由基的清除剂。1毫克茶多酚清除对人肌体有害的过量自由基的效能相当于9微克超氧化物歧化酶，茶多酚的抗衰老效果要比维生素E强18倍。

（2）抑制心血管疾病。茶多酚对人体脂肪代谢有着重要作用，对于胆固醇、甘油三酯等含量高,血管内壁脂肪沉积,血管平滑肌细胞增生后形成动脉粥样化斑块等心血管疾病具有抑制作用。

(3) 预防和抗癌。茶多酚可以阻断亚硝酸铵等多种致癌物质在体内的合成,并具有直接杀伤癌细胞和提高肌体免疫能力的功效。据有关资料显示,茶叶中的茶多酚(主要是儿茶素类化合物)对胃癌、肠癌等多种癌症的预防和辅助治疗均有好处。

(4) 预防和治疗辐射伤害。茶多酚及其氧化产物具有吸收放射性物质锶90和钴60毒害的能力。据有关医疗部门临床试验证实,对肿瘤患者在放射治疗过程中引起的轻度放射病,用茶叶提取物进行治疗,有效率可达90%以上;对血细胞减少症,茶叶提取物治疗的有效率达81.7%;对因放射辐射而引起的白血球减少症茶叶提取物治疗效果更好。

(5) 抑制和抵抗病毒菌。茶多酚有较强的收敛作用,对病原菌、病毒有明显的抑制和杀灭作用,对消炎止泻有明显效果。我国有不少医疗单位应用茶叶制剂治疗急性和慢性痢疾、阿米巴痢疾、流感,治愈率达90%左右。

（6）醒脑提神。茶叶中的咖啡碱能促使人体中枢神经兴奋,增强大脑皮质的兴奋过程,起到提神、益思、清心的效果。

（7）利尿解乏。茶叶中的咖啡碱可刺激肾脏,促使尿液迅速排出体外,提高肾脏的滤出率,减少有害物质在肾脏中的滞留时间。咖啡碱还可排除尿液中的过量乳酸,有助于人体尽快消除疲劳。

（8）护齿明目。茶叶中含氟量较高,每100克干茶中含氟量为10～15毫克,且80%为水溶性成分。若每人每天饮茶叶10克,则可吸收水溶性氟1～1.5毫克,而且茶叶是碱性饮料,可抑制人体钙质的减少,这对预防龋齿、护齿、坚齿,都是有益的。

喝茶的益处很多,但饮茶不当,不但对身体无益,还有可能伤身。喝茶时应注意以下几点:不要经常喝浓茶;不要空腹和在睡前喝茶;茶叶不宜长时间反复冲泡;不要用茶服药。

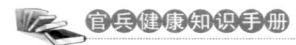

41. 保持正常排便习惯

正常人从进食到消化、吸收,到形成大便排出需要 24 小时,因此,一天一次大便是正常的。有些人两三天甚至更长时间解一次大便,这就是便秘,是不正常的。养成定时排便的习惯,每天早晨或睡前按时解大便,不管有无便意都要按时去厕所。只要长期坚持,便会养成按时大便的习惯。

上训练场之前、大型集会之前要提前排除大小便,特别是大型集会前,需提前几分钟排除大小便。过久憋尿憋便均对身体有一定损害。便秘时排便不宜过度用力,否则会对肛门黏膜产生不同程度的损害,严重者会引起肛裂。

便秘严重者,可适量服用缓泻剂,如蜂蜜、大黄,或使用开塞露、甘油等灌肠。

坚持体育锻炼能改善胃肠的蠕动,有利于保持大便通畅。

每天早晨起床后饮用一杯温白开水或加入

少量食盐的有淡咸味的白开水,可以增加消化道水分,有利于排便。每天早上起床前用手掌按摩腹部200次,有助于排便。

平时要多吃含纤维素的蔬菜(韭菜、芹菜、菠菜等)和新鲜水果。要鼓励适量喝水或饮用蜂蜜水,适量食用大蕉、黑芝麻和胡桃等,这些均有润肺通便的作用。

保持乐观的情绪。精神紧张、焦虑等不良情绪可导致或加重便秘。因此,要经常保持心情愉快,不要动辄生气上火,以避免便秘的发生。

42. 用脑卫生

劳逸结合,动静交替,合理用脑。这就要求人们在日常生活中,脑力劳动和体力劳动交替进行;学习和军事操练与休息相互交替。这样就能使神经活动经常保持较高的兴奋性和较强的工作能力,以保证大脑健康,创造优异的学习和训练成绩。

适时变换脑力活动的内容和方法。把文化知识和军事科目学习相互穿插,把文科与理科相穿插,把听课与练习相穿插等,这就使一部分脑细胞兴奋一段时间后转入抑制,而调动处于抑制状态的另一部分脑细胞转入兴奋状态。这样脑细胞活动动静相依,张弛相辅,兴奋与抑制互相调节,既可使前后学习内容互不干扰,又可以更长时间保持充沛的脑力。

及时复习,适时强化所学知识。科学研究表明,人的记忆效能即大脑巩固所获得新知识的效果,与复习和强化有密切关系。及时复习,适时强化,比过一段时间或临考试前的加班强突击效果要好得多。因此掌握正确的学习方法,合理地安排复习,适时强化巩固,在用脑效益上常常会收到"事半功倍"的效果。

开发和利用最佳用脑时间。所谓最佳用脑时间,即脑细胞处于高度兴奋状态的时间。由于人们的生理节律不统一,因而各自最佳用脑时间也不尽相同。有的人上午大脑活动特别活跃,学习、工作精力充沛,而有的人则是在其

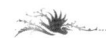

他时间。研究表明,记忆的最佳时间一天有几个高潮点:第 1 高潮点是早上 6:00 ~ 7:00 时;第 2 高潮点是上午 10:00 ~ 13:00 时;第 3 个高潮点是 21:00 ~ 24:00 时。多数人的短时记忆最佳时间是在早晨,长时记忆最佳时间是在傍晚。如果在这几个时间里进行记忆性学习,会提高学习效益。

43. 这几种行为最伤大脑

(1)爱吃油条和粉丝。油条、粉丝类的食品在加工生产环节中,会添加明矾,让食品变得有筋道。明矾含有铝,人摄入过多的铝会对脑神经造成毒害,引起记忆力减退。

(2)经常熬夜。研究显示,只需一夜睡眠质量不良,大脑中发生的化学变化,就会显示与脑部受损时类似的情形。长期睡眠不足,会造成大脑疲劳过度,导致记忆力下降、智商降低。

(3)依赖手机,不愿思考。思考是锻炼大

脑的最佳方法。多动脑、勤思考，人会变得更聪明。反之，越不爱动脑，大脑退化得越快，人也会变得更愚笨。现在很多年轻人不愿多动脑，墨守成规，不愿意去思考，一有问题就上网查，久而久之大脑就荒废了。

（4）用塑料餐具装热食。一些上班族用塑料饭盒、塑料袋盛装食品很普遍，而街边餐饮店喜欢用手提塑料袋、一次性塑料餐具盛装刚出锅的食品。殊不知，塑料制品含有双酚A，其会析出产物双酚A而污染食物，特别是在高温环境下风险更大，双酚A会伤及大脑，导致大脑对事物的反应迟钝。

（5）每顿吃得太饱。很多人每顿饭都吃得特别饱，其实这样非常伤大脑，长期饱食，容易导致动脉硬化，出现大脑早衰和智力减退现象。每餐吃七分饱完全可以保证营养成分的摄入，如果坚持吃七分饱的话，不仅能保持头脑清醒，还能起到控制体重，达到减肥的效果。

（6）爱喝酒。嗜酒也是伤脑的一大因素。酒精会使人中枢神经系统从兴奋到高度抑制，

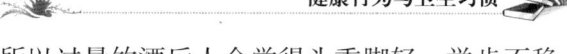

所以过量饮酒后人会觉得头重脚轻、举步不稳、反应迟钝等。酗酒对大脑的损伤尤其严重。

（7）长期吸烟。研究表明，常年吸烟使脑组织呈现不同程度萎缩，易患老年性痴呆。因为长期吸烟可引起脑动脉硬化，日久会导致大脑供血不足，神经细胞发生病变，继而发生脑萎缩。

44. 用眼卫生

2015年国民健康体检报告指出，眼科疾病异常达到45.3%。眼科疾病已然成为"国民病"，不得不说，这些眼部疾患的高检出率，与人们的生活方式密切相关。正因为如此，眼科出现了一种新的病名——视频终端综合征。

手机、电脑、平板，这些视频终端如同"电子鸦片"一般，诱惑着我们的眼睛难以离开，而闪烁的电子屏幕能直接使我们的眨眼频率减少，让眼表的泪液蒸发过快，导致干眼病。同时，眼睛离屏幕太近、时间太长，也必然使人眼的调节系统长期处于高度紧张状态。

早在2013年,卫计委办公厅制定的《儿童眼及视力保健技术规范》中就指出,"儿童持续近距离注视时间每次不宜超过30分钟,操作各种电子视频产品时间每次不宜超过20分钟,每天累计时间建议不超过1小时。2岁以下儿童尽量避免操作各种电子视频产品"。同样,电子屏幕对于成年人视力的损害也不容忽视。很多人还在暗处拿着手机阅读,久而久之,容易诱发闭角型青光眼。这种急性眼压升高导致的视觉功能损伤,往往是不可恢复的。

其实各种常见眼病能防可控,需要做的是从现在起重视自己的眼睛,改变不良习惯,警惕"电子鸦片",还眼睛该有的健康和风景。

45. 睡前用 iPad 伤身又伤神

晚上睡前阅读一会儿电子书会不会有助睡眠?科学研究发现,如果阅读的是 iPad 等会发光的电子设备,那么反而会降低睡眠质量甚至

健康行为与卫生习惯

有损健康。

有机构的研究人员招募了 12 名志愿者。在为期 14 天的时间里，这些人分别在睡前看 iPad 和印刷书各连续 5 个晚上，每晚在较暗光线下阅读 4 小时。

研究表明，与阅读印刷书相比，阅读 iPad 的人要多用约 10 分钟的时间才能入睡，他们快速动眼睡眠时间（即多梦的睡眠阶段）也要少得多。进一步分析发现，他们分泌的促进睡眠的褪黑激素减少，受褪黑激素影响的生理节律则推迟了 1 个多小时。更让研究人员惊讶的是，同样是 8 小时睡眠，阅读 iPad 的人在第二天早上会感到更困倦，警觉性也相对较低，从而可能对白天的工作产生不利影响。

研究表明，像 iPad 这类能发出富含短波蓝光光线的电子设备也会影响睡眠。研究人员指出，现代人总体生活在一个睡眠有限的社会里，而发光设备对人体的健康影响可能比此前认为的更持久。

46. 睡前热水泡脚

每晚睡前坚持用 40 度左右的热水泡脚 15～20 分钟。四季坚持泡脚,将双脚充分放入水中浸泡,直至额头出汗。通过热水泡脚可以达到祛风寒、通经络、除疲劳、养筋骨的功效。泡脚后,双脚血管扩张,血液从头部流向脚部,可相对减少脑充血,从而缓解头痛脑胀。热水泡脚还有助于缓解感冒引起的发热。

47. 爱笑是一种健康习惯

"爱笑的人运气不会太差",这是网络上一直流传的一句话。实际上,爱笑的人不仅运气不会太差,健康也不会太差。

笑是特效强心剂,效果堪比有氧运动。笑有利于健康,已被科学研究证实,尤其是笑能预防心脏病发作。研究人员让志愿者观看滑稽电影 15 分钟,然后测量其动脉血流,结果发现人笑过之后血流速度增加22%以上。

笑是万能止疼方，大笑等于止疼药。发自内心的笑使身体产生和鸦片相似的可以止疼的化学物质——内啡肽。几分钟的开怀大笑可使疼痛耐受水平明显提高，笑还能使人从疼痛的压力中解脱出来。

笑能增强免疫力，人越快乐越健康。很多长寿的人都是快乐的人，人在快乐的时候，身体其实已发生了悄悄变化。有一种免疫细胞叫T细胞，也被称作快乐细胞，当人大笑的时候就可以刺激T细胞的产生和分裂，从而增强人体免疫力。

笑是免费保养品，让笑成为一种习惯。笑很简单，原本是人类与生俱来的本领；但笑也很复杂，在快节奏生活下，人们笑得越来越少，反而成为需要刻意练习和培养的技能。对于一些性格内向不爱笑的人，刻意看些喜剧片或笑话，并尝试讲给别人听，快乐会加倍。平时多发现生活的美好，凡事多往好的方面想。每天晨起后给自己一个微笑，遇到同事时给一张笑脸，多跟爱笑的人在一起，因为微笑的感染力很强，他们可以给你传递很多正能量。

48．个人卫生制度

（1）做到饭前、便后洗手。

（2）不喝生水，不吃不洁净的食物。

（3）不随地吐痰和大小便，不乱扔果皮、纸屑、废物。

（4）勤洗澡、勤理发、勤洗衣服、经常晒衣服被褥。

（5）按规定打预防针，服预防药，有病早报告。

49．环境卫生要求

室内外卫生应当划区分工负责，每日清扫，每周进行大扫除。室内保持整齐清洁，空气新鲜，无蜘蛛网，无污迹，无烟头，无积尘。及时消灭蚊子、苍蝇、老鼠、蟑螂。室外道路平整,沟渠通畅,无积水,无蚊蝇滋生地。有定点的密闭式垃圾收容设施,做到垃圾不乱倒、不暴露、定期处理。

50. 健康行为的八块生命木板

(1) 健康行为:环境清新安静,则此板完整;当环境污染,嘈杂、吵闹时,此板就成短板;环境污染嘈杂加剧时,此板短缺严重。

(2) 起居行为:生活起居规律,定时用餐,按时工作或学习,此板完整;反之,生活不规律,活动、进食或睡眠时间均不定时,免疫功能降低,容易疲劳,会成短板。

(3) 睡眠行为:早睡早起,睡眠时间充足,此板完整;反之,沉迷于夜生活,上床过迟,睡眠时间不足,睡眠质量差时,引起疲劳和精力不济,成为短板。

(4) 饮水行为:成年人每日饮水量达到2000ml 时,则此板完整;若少于 1000ml 时,会成短板。

（5）膳食行为：粗细粮都吃，多吃蔬菜水果，少进食红肉，多进食鱼类食品和豆制品，每日喝一袋牛奶，每日吃1个鸡蛋，进食不油腻、过饱、过咸或过甜，则此板完整，否则是短板。

（6）运动行为：如能坚持每日1小时左右有氧运动，则此板完整；如运动不足，或运动时间太少，会成短板。

（7）烟酒行为：烟酒不沾，则此板完整；长期吸烟，每日吸烟量超过10支时，会成短板。每日饮白酒50g以上，或红酒、黄酒200ml以上，或啤酒达600ml时就是酗酒，属严重短板。如果吸毒，即便少量，也为严重短板。

（8）心理行为：心情平和，淡泊名利，充满自信心并能做到知足常乐、助人为乐、自得其乐者，则此板完整；反之，情绪低落、兴趣缺失、缺少自信，紧张焦虑，烦躁不安，经不起挫折，工作学习成绩减退，易出差错，一事无成，感到疲累不堪，甚至出现厌食情绪，则此板严重缺失。

以上八块生命木板中，如几块同时出现短板，或一块成严重短板，生命之水就会迅速大量流失，甚至威胁生命。

本套书系军队指令性专项课题的分项研究内容,课题总负责人为第三军医大学军事预防医学院糜漫天教授。

官兵健康知识手册

健康心理与心理调适

《官兵健康知识手册》编委会 编著

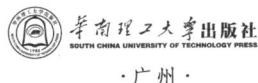

·广州·

本书编委会

主　　　审：刘乐斌
编委主任：李权超　于　泱
主　　　编：于　泱　王真真　陈　垚
副 主 编：陈勇军　丁　蔻　肖　炜
编　　　委：刘晓林　籍元婕　汪　粲
　　　　　　逯向娜　赵　青　王允个

前　言

古语有云：健者，强有力也；康者，通畅也。意思是说，健康是一种在生理、心理和环境适应上的完好状态。军人的身心健康关系到部队战斗力的生成，新的历史条件下，虽然战争形态、作战样式和战场环境发生了深刻变化，但"军无百疾，是谓必胜"的基本规律没有变。因此，预防疾病、维护健康是保障战争胜利的重要前提。根据新形势下部队卫生工作的要求，我们在总结近年来为部队开展心理卫生服务经验的基础上，以通俗易懂的语言，向广大官兵进行相关健康知识的宣传，以期让广大官兵自己

掌握健康的相关知识和技能，降低疾病及训练伤的发生，实现官兵自我健康管理、自我疾病预防，提高官兵自我健康维护能力和健康素养。

本书内容紧密结合部队基层官兵健康需求及部队官兵的实际情况，具有较强的实用性和指导性。本书作者来自不同单位：于泱（广州军区疾病预防控制中心），王真真、丁嵬、汪粲、逯向娜（解放军第458医院），陈垚（原广州军区第二通信团四营），陈勇军（解放军第421医院），肖炜（75701部队），刘晓林、赵青（95007部队），籍元婕（山西大学教育科学学院）。由于我们的知识水平和能力有限，错漏之处在所难免，恳请各位首长、专家学者和广大官兵批评指正。

前 言

　　本书由第三军医大学军事预防医学院糜漫天教授牵头的"中国军人通用健康标准及其实施路径研究"课题组组织军内相关学者编写,对所有参与、支持、关心课题研究和本书编写出版的官兵、同仁,在此表示衷心的感谢!

编者

2016 年 3 月

目 录

1. 军人应具备的基础心理素质 ………… （1）
2. 军人心理健康的标准 ………… （3）
3. 心理健康促进 ………… （3）
4. 塑造健全人格 ………… （6）
5. 心理健康的钥匙：ABC 理论 ………… （7）
6. 压力的自我调控 ………… （10）
7. 十个缓解心理压力的办法 ………… （14）
8. 执行任务时的自我减压 ………… （17）
9. 预防心身疾病 ………… （19）
10. 坏脾气的人容易患身心疾病 ………… （21）
11. 允许自己不完美 ………… （24）
12. 做情绪的主人 ………… （26）
13. 不良情绪的自我调节 ………… （28）
14. 防止情绪传染 ………… （30）
15. 心理暗示的力量 ………… （33）
16. 生活中如何有效地自我激励 ………… （36）
17. 身心健康与人际交往的关系 ………… （39）

18. 怎样建立好的人际关系 …………… (41)
19. 学习非语言交往技巧 ……………… (41)
20. 多扬人善才能励人向善 …………… (47)
21. 人际交往中克服羞怯心理 ………… (49)
22. 人际交往中克服猜疑心理 ………… (51)
23. 人际交往中克服嫉妒心理 ………… (54)
24. 微笑是心理健康的表现 …………… (57)
25. 重视情商培养 ……………………… (58)
26. 建立自信的方法 …………………… (60)
27. 通过自我修养完善性格 …………… (62)
28. 遇事不公平的自我疗法 …………… (63)
29. 表达愤怒五原则 …………………… (64)
30. 学会无损发泄 ……………………… (65)
31. 生活中如何做到宽容 ……………… (66)
32. 如何看待焦虑 ……………………… (67)
33. 焦虑症的三种表现形式 …………… (69)
34. 怎样治疗焦虑症 …………………… (71)
35. 焦虑的放松技巧 …………………… (72)
36. 抑郁如何判定 ……………………… (76)
37. 抑郁情绪和抑郁症是两回事 ……… (78)

38. 抑郁症的病因 …………………（79）
39. 抑郁症患者要注意的事项 ……（80）
40. 心情抑郁时如何自我调适 ……（80）
41. 癔症，可被驱散的"心魔" ……（82）
42. 失眠的原因 ……………………（85）
43. 如何改善睡眠 …………………（88）
44. 失眠者如何进行自我心理调适 …（89）
45. 磨练坚强的意志 ………………（91）
46. 信任与合作 ……………………（93）
47. 心理平衡靠自己 ………………（94）
48. 如何寻求心理帮助 ……………（96）
49. 哪些食物能调节情绪 …………（97）
50. 怎么知道谁要自杀 ……………（99）
51. 如何帮助有自杀企图者 ………（100）
52. 远离抱怨 ………………………（101）
53. "过劳死"的十大信号 …………（102）
54. 拥有阳光心态 …………………（104）
55. 助人为快乐之本 ………………（108）

1. 军人应具备的基础心理素质

（1）适应军营。这是每一个军人的必修课，对军营的适应包括对军营环境的熟悉、军训时间的合理安排、军训方法的掌握、军事任务要求的了解、军训学习动机的激发、作战技能的掌握、军事训练心态的调整、军训疲劳与损伤的预防等。

（2）适应生活。指的是对部队生活环境的熟悉、生活方式的改变、生活内容的调整、生活习惯的养成、生活技能的掌握以及合理应对生理发育而诱发的矛盾、烦恼和心理压力等。

（3）适应人际交往。即在军营中要学会处理与各种交往对象的关系，比如官兵关系，战友关系，异性关系，亲子关系等，学习与不同对象交往的规范，掌握人际交往技能，消除因交往引发的冲突和矛盾，从而缓解社会心理压力。

（4）学会做人。培养军人良好的个性特

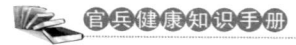

征，能正确处理集体与个人、他人以及公德的关系，处理好自身在各种社会角色之间的转换和关系。

（5）发展个性。完善军人的人格，培养良好的自我认识和评价能力，树立正确的人生观和价值观，充满自信，培养独立性、自控力，能够客观地接纳自我、发展自我、超越自我。

（6）发展军事技能。主要是以培养军事能力为核心，着力培养观察能力、注意能力、记忆能力和作战能力等。

（7）发展社会性。包括发展军人的义务感、责任感、奉献感、荣誉感、竞争和合作意识等。

（8）发展创造性。可以使军人认识到自己创造的潜能，培养创造的动机、创造的愿望和兴趣；掌握创造的策略与思维方法，发展创造性想象，进而不断提高能力；大力发展军人创新的认知品质、意志品质和个性品质等。

2. 军人心理健康的标准

（1）有充分的自我安全感。

（2）能充分了解自己，并能恰如其分地估计自己的能力。

（3）生活目标和理想切合实际。

（4）能保持人格的完整和谐。

（5）不脱离周围现实环境。

（6）善于从经验中学习。

（7）能保持良好的人际关系。

（8）能适度宣泄和控制情绪。

（9）在符合团队要求的前提下，能最大限度地发挥自己的个性。

（10）在不违背社会规范的前提下，能恰当满足个人的基本需要。

3. 心理健康促进

（1）认识自己，悦纳自己。

悦纳自己是指爱护自己、保护自己，珍惜自己的品德和荣誉，以取得别人的尊敬和友情。也即：接受自己，喜欢自己，觉得自己独一无二，有价值感、自豪感、愉快感和满足感；平静而又理智地看待自己的长处与短处，冷静地对待自己的得与失；既不以虚幻的自我来补偿内心的空虚，也不回避漠视自己的现实，更不以怨恨、自责以至厌恶来否定自己。

（2）面对现实，适应环境。

心理异常者常脱离现实或逃避现实，不能主动地适应环境，更不能发挥自己的长处去改造境遇。在现实生活中，我们应有"走自己的路，任他人去说"的精神。若总是考虑"对不对得起别人""别人会如何看我"，也就失去了自我；另一方面，我们也应重视朋友的忠告，当别人谈论自己、批评自己时，应该及时反省一下自己的行为，做到"有则改之，无则加勉"。

（3）结交知己，与人为善。

与他人在一起，不仅可得到帮助和获得信

息，还可使双方的苦、乐和能力得到宣泄、分享和体现，从而促使自己不断进步。与人相处的原则是：益人益己。人际关系是复杂的，结朋交友肯定有深浅厚薄。对于实践证明不可深交的，我们不妨浅交，不必疾恶如仇，注意适当的距离即可。与人友好相处有利于健康，应尽量使自己的正面情绪，如尊敬、信任、喜悦等，多于反面情绪，如仇恨、嫉妒、怀疑、憎恶等。

（4）挫折磨砺，积极进取。

在人生的道路上，遇到挫折是不可避免的，但对于一个具有坚强毅力的人来说，它不仅仅是磨难，同时也是促使人健康成长的催化剂和清醒剂。遇到挫折，应首先利用理智的力量稳定自己的情绪，冷静对待困难情境，待心情平静后，再对事态做客观分析，审定所确定的目标是否符合主客观条件。这个世界的很多事情，用理智对待是个喜剧，用感情对待则是个悲剧。

4. 塑造健全人格

塑造健全人格要做到:

(1) 和谐的人际关系。人格健全的人乐于与他人交往,并与他人建立良好的关系,他们在与人相处时,尊敬、信任等正面态度多于嫉妒、怀疑等消极态度,因此也容易受到他人的尊敬与接纳。

(2) 良好的社会适应能力。社会适应能力反映了人与社会的协调程度。人格健康的人能够在认识社会的同时,使自己的思想、行动跟上时代的发展,与社会的要求相符合,能很快适应新的环境。

(3) 正确的自我意识。自我意识是个体对自己和自己与他人、自己与周围世界关系的认识。具有健康人格的人对自己有恰如其分的评价,充满自信、扬长避短,在日常生活中能有效地调节自己的行为,能与环境保持平衡。缺乏自我意识的人常常表现出自我冲突、自我矛盾，或者自视甚高、妄自尊大，做力所不能及的工作，或者自轻自贱、妄自菲薄，甘愿放弃一切可以努力的机遇。

（4）乐观向上的生活态度。乐观的人常常能看到生活的光明一面，对前途充满希望和信心，在遇到挫折和困难时，也能不畏艰险，勇于拼搏。

（5）良好的情绪控制能力。人格健全的人情绪反应适度，具有调节和控制情绪的能力，经常保持愉快、满意、开朗的心境，并富有幽默感。当消极情绪出现时能合情合理地宣泄、排解、转移和升华。

总之，人格健康的人，其人格的各个方面是统一、平衡的。上述标准不仅是我们衡量一个人人格健康的尺度，也为广大官兵健全自身人格提供了具体的努力方向。

5. 心理健康的钥匙：ABC 理论

"ABC"理论是美国著名心理学家艾利斯

提出来的。在这个理论中，A代表诱发事件；B代表对事件的看法、解释、评价和信念；C代表当事人的情绪反应和行为结果。通常情况下，人们会认为是外部事件（A）直接引起了情绪和行为结果（C）。实际上，人们忽略了当事人的内心活动这个重要因素，忽视了当事人对事件的解释和评价，正是这一部分（B）导致了不同的情绪和行为状态。比如说：当一个人产生了抑郁、焦虑、沮丧、敌意等不良情绪时，并不是由于某个刺激引发的，而是源于他对那个刺激的看法。

一般说来，观念B有合理与不合理之分。合理的观念可以引起人对事物适当的情绪及行为反应，不合理的观念则会导致不适当的情绪及行为反应。若一个人固守某些不合理的观念时，就会陷入不良的情绪之中，甚至导致心理障碍的产生。

依据ABC理论，不难发现人对事件不合理看法有三个特征。一是绝对化的要求：以自己的意愿为出发点，认为某事物必定发生或不发生的想法。例如,"我必须成功""别人必须对我好"等等。这种绝对化的要求之所以不合理,是因为每一客观事物都有其自身的发展规律,不可能依个人的意志为转移。二是过分概括化:这是一种以偏概全的不合理思维方式的表现,它常常把"有时""某些"过分概括化为"总是""所有"等。例如,有些人遭受一些失败后,就会认为自己"一无是处、毫无价值",这种片面的自我否定往往导致自卑自弃、自罪自责等不良情绪产生。三是糟糕至极:这种观念认为如果一件不好的事情发生,那将是非常可怕和糟糕的。例如,"我没当上处长,不会有前途了。"这种想法是非理性的,因为对任何一件事情来说,都会有比之更坏的情况发生,所以没有一件事情可被定义为糟糕至极。但如果一个人坚持这种"糟糕"观时,那么当他遇到他所谓的百分之百糟糕的事时,他就会陷入不良的情绪体验之中而一蹶不振。

因此,在日常生活和工作中,当遭遇各种失败和挫折时,要想避免情绪失调,就应去掉

"绝对化要求""过分概括化"和"糟糕至极"等不合理想法,有意识地用合理观念取而代之。

6. 压力的自我调控

当压力过大或产生不良压力时,我们应该如何进行自我压力管理、正确应对压力、提升心理弹性呢?下面介绍一些自我应对的策略。

(1) 觉察压力。只有觉察到了压力,发现了源头,我们才能积极地去面对它。压力往往通过情绪和身体的变化向我们发出信号,如发现自己近期容易发火、烦躁、情绪低落、注意力不集中、记忆力减退、常常感到身体疲惫、睡不好觉等情绪或躯体方面出现变化时,需要引起重视。否则这类未被察觉的症状会演变为慢性病,甚至会转变成重疾。

(2) 重构认知。不是所有的刺激都会对个体产生压力,只有那些经过个体的认知评价后成为压力源的刺激,才会引起压力。当我们意识到压力后,要控制自己对压力源的解释,发生了什么并不重要,重要的是你如何去评价它。态度决定行为,我们无法左右环境,但可以改变和控制的是我们自己的心情和态度,要善于学会换个角度看问题,多采用积极思维,会发现不一样的精彩。

(3)认同角色。人在一生中扮演着多重的社会角色。无论是长期的角色(如父母、儿女),还是短期阶段性的角色,角色认同很重要,要了解自己,既知道自己的长处,还要接受自己的不足,摆脱完美主义,经得起挫折,学会面对失败。同时,不要轻易因周围人对你的评价而动摇,否则容易内心纠结,造成自我角色的混乱。当你真正接受了自己的角色以后,才会愿意承担这一角色给你带来的责任和义务,才会扮演好这个角色。

(4)寻求支持。良好的社会支持系统(主要表现为物质支持和精神支持),对压力的消减能起到关键性作用。家人、朋友、战友、同事等是最重要、最直接的社会支持来源,在面对压力过程中,无论是得到物质还是精神方面的帮助，都可以相对降低压力事件的强度。因此，建立起亲密和可信任的人际关系至关重要。

（5）合理宣泄。宣泄就是一种释放，利用或创造某种条件、情境，以合理的方式把压抑在心里的愤怒、憎恨、忧愁、悲伤等各种消极情绪加以排解，以减轻或消除心理压力，稳定思想情绪。心理压力可以通过倾诉或用行动表达出来，如通过找人聊天谈心、运动、写作、看电影、听音乐或大哭一场等方式将自己的情绪和压力宣泄出去。切忌采取破坏性的应对方式，如喝酒、抽烟、过量饮食、攻击他人或者逃避等行为。

（6）适度选择。选择总是伴随着内在的心理冲突，选这个还是选那个，会给人带来压力。社会的多样性、文化价值的多元性，给我们的生活增加了选择的机会，面临的选择越多，内心的冲突也就越大，随之而来的压力也会增大。这些过度的选择既诱人又令人恐惧，给我们带来不确定感的同时，还会带来更加频繁的认同危机，甚至会产生强烈的焦虑感。对此，必须充满自信，拥有主见、学会放弃、保持冷静和自控力，设置合理的欲望和追求，不被过多的选择所左右。

（7）松弛疗法。放松练习被称为不良压力的解毒剂，可以使我们消除紧张情绪、减轻生活压力、感到精力充沛。常用的方法有呼吸技术、冥想技术、肌肉放松、太极拳、瑜伽、音乐疗法、幽默等。有研究表明，有意进行的放松比睡眠能得到更好的休息。每天一至两次15～20分钟的深度放松，把身体渐渐带入一个比日常平衡水平更安静的放松状态，能够改善存在的不良压力，阻止压力在事件中的积累效应，增进心理健康。

（8）平衡关系。压力管理不仅要使自己达到健康，还包括用自己的情绪和行为去影响与自己关系密切的周围人，要平衡自我关心和社会责任之间的关系。当我们为他人服务时，我们也会感到一种愉快、满足和自我价值的实现。

7. 十个缓解心理压力的办法

（1）暗示法。选准最佳时机，有意识地利用语言、动作、回忆、想象以及周围环境中的各种物体等对自己实施积极暗示，可以消除负性情绪，减缓心理紧张，使心理保持平静和愉快。

（2）换境法。固定的环境会使人逐渐失去兴趣，进而引发一些心理问题。适当地变换一下环境，可以刺激人的自信心与进取心。如到远方旅游，能够转移精力，寄托情感，排解不良情绪带来的种种困扰。

（3）随境法。这是心理防卫机制中一种心理的合理反应。古人云："随遇而安。"面对生老病死、天灾人祸等各种各样的负面生活事件，以一颗随遇而安的心去对待它们，可以使你减少许多不必要的痛苦，拥有一片宁静愉快的心灵天地。

（4）放松法。选择幽雅的环境，舒适的姿

势，排除杂念，闭目养神，尽量放松全身肌肉，采用稳定的、缓慢的深呼吸方法，有解除精神紧张、压抑、焦虑、急躁和疲劳的功效。吸气时双手慢慢握拳，微屈手腕，有过敏性鼻炎症状者吸气后稍稍屏息一段时间，再缓慢呼气，全身肌肉呈松弛状态。用适合自己的频率来重复呼吸。

（5）幽默法。幽默是心理环境的"空调器"。当你受到挫折或处于尴尬紧张的境况时，可用幽默化解困境，维持心态平衡。幽默是人际关系的润滑剂，它能使沉重的心境变得豁达、开朗。

（6）音乐法。当你出现焦虑、抑郁、紧张等不良心理情绪时不妨听一听音乐，做一次心理"按摩"，优美动听的旋律，可以起到调适心理和转换情绪的效果，如《梁祝》的和谐、《步步高》的欢快、《秋日私语》的宁静等，会让你紧张焦虑的情绪放松，心情愉悦。

（7）观赏法。阅读精彩的图书，观赏优美的影视剧，容易唤起愉快的生活体验，释放紧张，排解忧郁，驱赶无聊。

（8）自嘲法。这是一种有益身心健康的心理防御机制。在你的事业、爱情、婚姻不尽如人意时，在你无端遭到人身攻击或不公正的评价而气恼时，在你因生理缺陷遭到嘲笑时，你不妨用阿Q精神胜利法进行自嘲，来调适一下你失衡的心理，营造一种豁达、坦然的心理氛围。

（9）宣泄法。心理学家认为，宣泄是人的一种正常的心理和生理需要。你悲伤抑郁时不妨向朋友倾诉。也可以进行一项你喜爱的运动；或在空旷的原野上大声喊叫，既能呼吸新鲜空气，又能宣泄积郁。

（10）逃避法。这是使心理环境免遭侵蚀的保护膜，在一些非原则性问题上不妨采取逃避措施，假装"糊涂"，无疑能提高心理承受的能力，避免不必要的精神痛苦和心理困惑。有了这层保护膜，会使你处乱不惊，遇烦恼不忧，以恬淡平和的心境对待生活中的紧张事件。

8. 执行任务时的自我减压

进行正向的"自我对话"。如对自己说"我做得很好",肯定自己的努力和成果。

遇到挫折时学会自我保护,不要过度自责,消除自罪感,告诉自己"我已经尽力了""没有人是万能的"。

与一位自己信赖的同事在一起,注意彼此的功能、疲累程度和压力症状,并在必要的时候彼此提醒需要休息。

在每天工作结束时,用几分钟和同事谈一谈今天的想法和感觉,不让糟糕的心情过夜。

定期参加团队分享会或工作支持团队,谈论自己和同事情绪上的冲击。学习一些处理压力的课程。

保证充足的睡眠。学习放松技巧帮助自己入睡。

尽量规律进食、喝足够的水。避免进食过多的糖、脂肪、浓茶和咖啡。尽量不增加吸烟量。

非特殊情况下工作时间 12 小时为最长时限，每 4 小时休息一次。当生病或效率降低时，不要逼自己继续工作。

感到压力令人透不过气时轻轻地伸展一下紧张的肌肉，并深呼吸，闭气，之后用力呼气。

善待自己多一点儿。有条件的时候洗个热水澡，认真地吃一顿饭，享受一下休闲活动，让灾难远离心灵。找一些能够滋养你的支持，安静的独处，读一本好书，听一段优美的音乐，和朋友玩一会儿棋牌，或运动一会儿。

执行救灾工作的时候，把亲人的照片带在身边，与家人保持紧密的联络，向家人报告平安，以获得支持，有机会时回家看看。认识新朋友，挖掘身边支持性的资源。平时做一些令自己放松的事情，如写日记，或用影像记录自己的历程。

9. 预防心身疾病

心身疾病是由心理因素引起、有病理生理和形态学改变的躯体疾病，其发病、发展和防治都与心理因素密切相关，所以又称心理生理疾病。常见的心身疾病有原发性高血压、冠心病、胃和十二指肠溃疡、支气管哮喘、甲状腺机能亢进等。有资料显示，在综合性医院的初诊病人中，有近三分之一的患者所患的是与心理因素密切相关的躯体疾病。

心身疾病有3个显著特点：一是心理社会因素在疾病的发生与发展过程中起重要作用；二是表现为躯体症状，有器质性病理改变或已知的病理生理过程；三是不属于躯体形式障碍。

怎样预防心身疾病呢？

（1）完善人格。具有A型行为模式（即竞争意识强，对他人敌意、过分抱负，易紧张和冲动）的人可经常进行放松训练，将有助于减轻肌肉紧张和焦虑症状。此外，还可进行冥想练习，即有意识地把注意力维持在当下的内在或外部体验上，并且不做任何判断。研究人员已经证实，冥想可以增强幸福感、减轻抑郁、平稳情绪，还能提升自我接纳程度，减少对自己的责怪和担忧。这些都能让 A 型行为模式者跳出自我的禁锢，以平静的心态面对周围的人和事，对于不同情境的压力采取适宜的应对方式。

（2）积极应对压力。包括寻求可利用的压力应对资源和压力应对方法两个方面。人类是社会性动物，尤其在压力面前，更需要寻求彼此的支持。当你"压力山大"时，好朋友会认真听你唠叨、不断肯定你的价值、给你有用的建议，陪你一起哭、一起笑，这些都是良方。一方面争取更多的压力应对资源，另一方面要学会直面压力、解决问题。比如学习成绩不好，那就更加努力，请家教或排除干扰潜心学习；工作不顺，那就向上级请教或寻找更适合自己的工作。

（3）健康的生活方式。首先要对现有生活

方式有一定的思考，然后采取行动，最后要在一段时间内巩固健康生活习惯。在行动计划阶段，当人们意识到不良生活方式的危害后，往往会主动寻求健康信息并尝试改变。在行动执行和强化阶段，可与亲人或同伴签订有关健康行为的奖惩协议，并请他们进行监督。还有一种更有效的方法，就是和同伴一起戒烟或戒酒，经常互通进展、表达感受，这样可以为自身的戒烟或戒酒行为提供一个参照，同时也可相互支持、获取力量。

10. 坏脾气的人容易患身心疾病

人们常常以一句"脾气不好"来概括爱发火、急躁、好争吵、嫉妒心强，甚至软弱、羞怯、爱哭等这些情绪的表现。然而，"脾气不好"的不同表现往往与身体可能会得的某些疾病有着密切联系，比如好激动、易发火可能会引发高血压；强烈遏止内心情感可能会引发癌症。医学专家提醒大家，对自己或家人的"脾

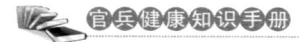

气不好"不能忽视,要学会调整自己的情绪,一味迁就可能会引发出更严重的疾病。

人们对客观事物产生愉快、欣赏、赞叹等良好的情绪时,血液中会产生一种对健康非常有益的化学物质;而不良的情绪则会产生对神经与血管组织有害的另一种物质,如愤怒、焦急、恐惧、沮丧、悲伤、不满、嫉妒等往往过分刺激人体的器官、肌肉或内分泌腺,容易诱发多种疾病。如愤怒是人完整心理活动中不可缺少的组成部分,常被认为是人体的自卫行为。但发怒实际上是一种无济于事的精神耗费,一个人在愤怒时往往会失去理智,不能自持,往往会产生生理和心理的恶性循环,有时也许会埋下癌症的种子。

医学专家在研究中发现,争强好胜、好与人竞争的人比与世无争、安然自在的人更易患冠心病;而那些为了使别人高兴而不惜牺牲自己的需要和愿望,对自己的挫折和愤怒采取忍受态度,而且做出避让,以免自己的朋友、家人或其他人不愉快,强烈遏止内心情感的人,患癌症的几率比较大。专家在研究中已经发现一些性格特征与易致疾病之间的联系，如：

（1）竞争意识强、好胜、脾气急躁、易冲动、发火、人际关系紧张的人易患心脏病和糖尿病。

（2）好激动、易发火、好高骛远、心情压抑的人易患高血压。

（3）心态孤独、有自卑感、家庭气氛不够和睦的人易患关节炎。

（4）有事业心、工作有魄力，但依赖性强、对周围有敌意感、感情遭受挫折的人易患溃疡病。

（5）追求完美、做事死板、固执、好争吵、嫉妒心强的人易患偏头痛。

（6）较聪明、羞怯、软弱、女性中好哭的人易患结肠炎。

（7）幼稚、依赖性强、盼望得到别人照顾的人易患哮喘。

（8）性格内向、冷淡，经常克制自己情感的人易患湿疹。

(9)自尊心强、做事责任心重、条理性强、效率高、追求完美、固执刻板的人易患抑郁症。

专家提醒有上述性格特征的人要学会调整自己的情绪,或者接受医生的治疗。

11. 允许自己不完美

完美主义是一种自我强求,是对一种不可能达到的境界的强求。它永远只追求结果,而全然不在乎过程。所以完美主义身上所折射出来的就是为了结果而没完没了地自我伤害。下述四条自我调适的建议,提供给追求完美主义者参考:

(1)没有最好,只有更好。病态的完美主义者是追求最好,合理的完美主义者是追求更好。两者的区别是,后者的目标是现实的,可以达到的,而且只要达到了目标,他就会满足并快乐着,他既重视目标的达成,也重视过程;而病态的完美主义者的目标是不现实的,是无法实现的,所以他永远不会满足。病态地追求完美就等于追求死亡,因为一旦我们达到所追求的完美,我们就不可能再有进步和成长的空间。

(2)重新审视和评估自己的能力。一个人的能力有大有小,我们不是万能的上帝,所以要允许自己有所不能,有所不为。

(3)追寻自我强求的源头。我们不可能都成为英雄,其实英雄也是凡人。完美主义者在追求一种英雄式的生活,让自己时时强大,事事胜利。当然这样的强求也非天生的,我们所有的自我强求大都源自早年父母对我们的强求。所以要彻底铲除完美主义观念,可能要从接受他人开始,更重要的是从接受我们的父母开始。可以这样说,当我们能接受自己的父母时,我们就能接受自己,当我们接受了自己,便没有了自我强求的土壤,没有了土壤,完美主义就会枯萎灭亡。

(4)重新认识缺憾、失败和瑕疵。完美主义者的目的是让自己变得更理想,更强大,有一个美好的自我形象。追求完美本身已让我们变得不完美，这本身就是一个不小的缺陷，会让我们陷入一个无法解脱的悖论。改变完美主义观念要从提高自信开始，而自我接受尤其是接受自己的缺陷和不足便是自信的开始。在另外一种意义上，不完美可能才是真正的完美。

12. 做情绪的主人

做情绪的主人，当喜则喜，当悲则悲。在遇到发怒的事情时，一思发怒有无道理，二思发怒后有何后果，三思有其他方式替代发怒吗？这样就可以让自己变得冷静而情绪稳定。

（1）愉悦术：努力增加积极情绪。具体方法有三：一是多交友，在群体交往中取乐；二是多立小目标，小目标易实现，每一个实现都能带来愉悦的满足感；三是学会辩证思维，可使人从容地对待挫折和失败。

（2）幽默术：常笑多幽默。心理学家认为，人不是因为高兴才笑，而是因为笑才高兴。

不是因为悲伤才哭，而是因为哭才悲伤。生活中要多笑勿愁。

（3）助人术：学雷锋做善事，既可以给他人带来快乐，也可使自己心安理得，心境坦然，具有较好的安全感。

（4）宣泄术：遇到不如意、不愉快的事情，可以通过运动、读小说、听音乐、看电影、找朋友谈心诉说来宣泄自己不愉快的情绪，也可以大哭一场。

（5）代偿转移术：当需求受阻或者遭到挫折时，可以用满足另一种需要来代偿。如这一门课没考好，可争取在另一门课上取得好的成绩，也可以通过分散注意力，改变环境来转移情绪的指向。

（6）升华术：即把受挫折的不良情绪引向崇高的境界。如著名文豪歌德在失恋后，把失恋的情绪能量升华到文学写作中，写出了名篇《少年维特之烦恼》。

（7）放松术：心情不佳时，可以通过循序渐进、自上而下放松全身，或者是通过自我催

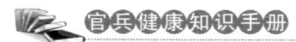

眠、自我按摩等方法使自己进入放松状态，然后面带微笑，想象曾经经历过的愉快情境，从而消除不良情绪。

13．不良情绪的自我调节

（1）自我暗示法。采用这种方法，可以抑制不良情绪的产生。当你参加一些紧张的活动时，如重要的考试或竞赛前，要在心里暗暗地提醒自己，"沉住气，别紧张""只要不慌张，胜利一定是属于自己的"。这样就能增强自信心，使自己冷静下来，从而遏制冲动，避免不良情绪造成不良后果。

（2）自我激励法。当一个人面临困难或身处逆境时，恰当地运用自我激励的方法能使其从困难和逆境造成的不良情绪中振作起来。例如"爱拼才会赢""人生在于奋斗""我已尽了我最大的努力，相信我能行"等等。"失败是成功之母"是大家都熟知的一句名言，但是如果在失败后一味消沉，不采用自我激励的方法来振作精神,那么失败只能永远是失败,而不会成为成功之母。

(3)心理换位法。所谓"心理换位",就是与他人互换位置角色,即俗话所说的"将心比心",站在对方的角度思考、分析问题。通过心理换位来体会别人的情绪和思想有利于防止和消除不良情绪。如当受到领导的批评、自己心里有气时要设身处地想一想:假如我是领导,遇到此类情况会怎样呢?这样往往就能理解领导对自己的态度,从而使自己的心情平静下来。

(4)代偿转移法。即当需求受阻或遭受挫折时,可以用满足另一种需求的方式来减弱自己的挫败感,以发挥自身的优势,激发自信心。此时,我们需要自觉主动地将注意力转到积极向上的对象上,如书法、绘画、弈棋等,可择己所好,修身养性,切忌将心中的怨气转向一些不良的嗜好。

(5)即时笔记法。当不良情绪出现时,拿出纸和笔来,将自己所遇到的事情以及想法、看法统统记下来，然后再实事求是、追根究底地做一番客观分析。比如，当你与周围的人产生了矛盾，生了一肚子气时，你不必强忍，也不必直接攻击他人。你可先坐下来，把自己想要说出而又不便说出的话随心所欲地写在一张纸上，之后你会有一种说不出来的痛快，心情会一下子轻松许多。

（6）适时幽默法。幽默会使人得到生活中最珍贵的礼物——笑。笑是一济良药，可以使人心胸开阔，不以物喜，不以己悲，笑对人生，荣辱不惊；笑还可以消除抑郁的心理，对不良情绪起到调节作用，使不良情绪得到有效控制。

14. 防止情绪传染

"情绪链"可以叫作"情绪传染"，指的是一个人的坏心情会影响到几个人的好心情。国外有人对此做了巧妙解读的一个连环画：有个小男孩儿心情不好，在路边遇到一条小狗，便狠狠踢去，吓得小狗狼狈逃窜；小狗无端受了惊吓，见到一个西装革履的老板便"汪汪狂"地吠；心情不好的老板在公司里逮住他的女秘书大发雷霆；女秘书回家后把怨气一股脑撒给了莫名其妙的丈夫；第二天，这位身为教师的丈夫如法炮制，对一个不长进的学生一顿臭批；于是挨了训的学生，也像之前所说的那个小男孩儿一样怀着一种很恶劣的心情回家了，在回家的路上又碰到了那只小狗，于是他二话不说，又是一脚踹向了那只狗……

以下几种方法可以让你避免受到情绪传染：

一是离开激怒的场所或者激怒自己的人。如果是火气上来了，那么这个时候一个眼神、一句话都可能会成为导火线。所以，三十六计，走为上策。请选择离开现场，保持头脑的清醒，然后再仔细想一下，也许你就会认为真的是没有什么大不了的事情。

二是暂时停一分钟。一分钟的时间是微不足道的，然而在发生事端前暂停一分钟也是非常宝贵的。因为这一分钟的暂停就会制止一场争斗，甚至招灭一场灾难，有时候还可以抢救一个生命。有很多人提出这样的倡议：在吵得很激烈的时候，一定要暂时停下来一分钟，在骂得咬牙的时候也要暂时停下来一分钟，在棍棒拿起以前要暂时停下一分钟，在你打算拼命的时候也要暂时停下一分钟。也可以像美国第三任总统杰弗逊说的那样："先数到10，然后再说话，假如怒火中烧，那就数到100。"经过暂缓，一般人的绷紧的弦就会稍稍地松弛下来。

三是转移注意力。人发怒的时候在大脑中就会产生一个强烈的兴奋灶，这个时候你就要建立另外一个兴奋灶。在遇到倒霉事情的时候，你会越想越气愤，那个时候你就不如把那件事情丢开，然后看看报，或者是看看电视，唱唱歌，洗个澡，做一些轻松的事情，这样的话你会渐渐地发现原来生活可以是这么美好。

四是让怒气合理宣泄。如果怒气膨胀起来，那么胸口就像有一团火，这个时候不要强行去压抑它，因为强制压抑的话反而会伤到身体。可以先把自己单独关在一间房屋里或者是跑到没有人的空旷的地方，然后再对着墙壁或对着空气，任你打，由你骂，打完骂完以后，怒气就可以得到消除，而且还不会伤害他人。所以，为了使自己形象逐渐高大，你要学会做一个有涵养、有教养的文明人，要学会控制自己，不要随便就发怒。

15．心理暗示的力量

有的人遇到事情总会往不好的方向去想，结果事情就真的像他所想到的那样发生了。有的人不管遇到什么事情都很乐观，想事情总是往好的方向去想，结果他就是别人认为的幸运儿。其实这些都是心理暗示的力量。消极的暗示使你一直都那么倒霉，积极的暗示会让你做得更好。

（1）心理暗示的实验。

一位心理学家曾做过这样一个实验：他让10个人穿过一间黑暗的房子，在他的引导下，这10个人都成功地穿了过去。然后，心理学家打开房内的一盏灯，在昏黄的灯光下，大家看清了房子内的一切，都惊出一身冷汗。原来，这间房子的地面是一个大水池，水池里有十几条大鳄鱼，水池上方搭着一座窄窄的小木桥，刚才他们就是从小木桥上走过去的。心理学家问："现在，你们当中还有谁愿意再次穿过这间房子"？过了很久，有三个人站了出来，其中一个小心翼翼地过去，速度比第一次慢了许多。另一个颤巍巍地踏上小木桥，走到一半时，竟趴在桥上爬了过去。第三个刚走几步就趴下了，再也不敢向前移动半步。

心理学家又打开房内的另外九盏灯，灯光把房里照得如同白昼。这时，人们看见小木桥下方装有一张安全网，由于网线颜色极浅，他们刚才没有看见。"你们谁愿意现在通过这座小桥？"心理学家问道。这次又有五个人站了出来。"你们为何不愿意呢？"心理学家问剩下的两个人。"这张安全网牢固吗？"这两个人异口同声地反问道。

（2）消极暗示的影响。

很多时候，成功就如同通过这座小木桥，

失败原因恐怕不是力量薄弱、智慧低下,而是夸大了周围环境的威慑,失去了平静的心态,产生了消极的心理暗示,以至慌了手脚,乱了方寸。

自我暗示可以影响一个人的生理和心理状态,这种现象在生活中屡见不鲜。譬如早上起来,你发现自己的脸色灰暗,你的一天就开心不起来;如果发现自己脸肿,你就会怀疑肾脏有问题,然后觉得腰痛。有一个来进行心理咨询的人曾经说过这样的经历:"面对一件事,一旦我的感觉告诉我这件事很困难,我就会想到放弃,不知道是不是害怕失败;但放弃后,再回味时就感觉比失败还难受。"所以,当你想要打退堂鼓的时候,不妨挺起腰板,对自己说:我可以做得很好。

心理暗示可分为积极的心理暗示和消极的心理暗示。积极的心理暗示,它对人的情绪和生理状态能产生良好的影响,可调动人的内在潜能,发挥最大的能力。而消极的心理暗示则对人的情绪、智力和生理状态都产生不良的影响。

（3）多给自己积极的暗示。

人是十分情绪化的动物，人在一生中都会受到情绪的影响。善于控制自己的情绪，不要让消极的暗示力量占主导地位，这关系到一个人的人生走向。莎士比亚说过："一个人往往因为遇事畏缩的缘故，而失去成功的机会!"，畏缩的原因就在于存在不良的自我暗示。因此，我们应该有意识地训练自己进行积极的心理暗示，注意控制并消除一些消极的心理暗示。尤其当遭遇困难和打击时，我们应该对自己说："我很坚强，我不会倒下""我能行""我能做好""我要快乐生活"等。总之，我们应该学会把振奋人心的口号喊给自己听，这样的自我暗示力量必将为自己增添战胜困难的能力和信心。

16. 生活中如何有效地自我激励

（1）调高目标：真正能激励你奋发向上的

是确立一个既宏伟又具体的远大目标。许多人惊奇地发现，他们之所以达不到自己孜孜以求的目标，是因为他们的主要目标太小，而且太模糊，使自己失去主动力。如果你的主要目标不能激发你的想象力，目标的实现就会遥遥无期。

（2）离开舒适区：舒适的环境容易使人沉迷于现有状态，失去了进步的动力，甚至因为贪图享受而止步于此，放弃了对正确人生目标的追求。因此，要有勇气和智慧做出决择，确定目标，离开舒适区，选择正确的人生道路前进。

（3）慎重择友：对于那些不支持你目标的"朋友"要敬而远之。你所交往的人会改变你的生活。结交那些希望你快乐和成功的人，你在人生的路上将获得更多益处。因此同乐观的人为伴能让我们看到更多的人生希望。

（4）正视危机：危机能激发我们竭尽全力去面对。无视这种现象，我们往往会愚蠢地创造一种舒适的生活方式，使自己生活得风平浪静。当然,我们不必坐等危机或悲剧的到来,从内心挑战自我是我们生命力的源泉。

(5)精工细笔:创造自我,如绘一幅巨型画一样,不要怕精工细笔。如果把自己当作一幅正在创作中的杰作,你就会乐于从细微处做改变。一件小事做得与众不同,也会令你兴奋不已。总之,无论你有多么小的变化,哪怕一点点对于你都很重要。

(6)敢于犯错:有时候我们不做一件事,是因为我们没有把握做好。我们感到自己"状态不佳"或精力不足时,往往会把必须做的事放在一边,或坐等灵感的降临。如果敢于面对自己做不好的事情,一旦做起来了说不定会乐在其中。

(7)加强排练:先"排演"一场比你要面对的局面更复杂的"战斗"。如果手上有棘手的事情而自己又犹豫不决,不妨挑件更难的事先做。生活挑战你的事情,你一定可以用来挑战自己。这样,你就可以开辟一条成功之路。成功的真谛是:对自己越苛刻,生活对你越宽容；对自己越宽容，生活对你越苛刻。

（8）迎接恐惧：世上最秘而不宣的体验是，战胜恐惧后迎来的是某种安全有益的东西。哪怕克服的是小小的恐惧，也会增强你对创造自己生活能力的信心。如果一味想避开恐惧，它们会像疯狗一样对你穷追不舍。此时，最可怕的莫过于双眼一闭假装它们不存在。

（9）把握好情绪：人开心的时候，身体内就会发生奇妙的变化，从而获得新的动力和力量。但是，不要总想在自身之外寻开心。令你开心的事不在别处，就在你身上。因此，找出自身的情绪高涨期用来不断激励自己。

17. 身心健康与人际交往的关系

心理学认为："人类的心理适应，最主要的就是对人际关系的适应。"现代心理学研究表明，人类的心理病态大多是由于人际关系失调所致。这是因为：

（1）与人发生冲突会使人心灵蒙上阴影，

导致精神紧张、抑郁，不仅可致心理障碍，而且可使内分泌功能紊乱，进一步还可能会引起一系列复杂的生理变化。

（2）每个人都有快乐和忧愁，把快乐与朋友分享会更快乐，把忧愁向朋友倾诉就会减轻，倾诉的过程就是减轻心理压力、缓解心理紧张的过程。大量的研究证实，离群索居会使人产生孤独、忧虑，可导致心理障碍。

（3）心理学家研究发现，如果一个人长期缺乏与别人的积极交往，缺乏稳定而良好的人际关系，这个人往往就有明显的性格缺陷。同时心理学家也从各个不同角度做过大量的研究发现，健康的个性总是与健康的人际交往相伴随，心理健康水平高的人同别人的交往以及人际关系都很好。他们有着一系列有利于积极交往和建立良好人际关系的个性特点，如友好、可靠、替别人着想、温厚、诚挚、信任别人等等。这些研究还发现那些心理健康水平高者，往往来自于人际关系状况良好的幸福家庭，这从一个侧面提供了人际关系状况影响个性发展和健康的佐证。

18. 怎样建立好的人际关系

（1）要敢于开口说话。
（2）待人要热情，要微笑，要友善。
（3）善于倾听，善于提问，善于引导。
（4）不打断别人说话、做事，少争论。
（5）能记住别人的名字。
（6）不抱怨、不批评、不指责。
（7）关心别人胜过关心自己。
（8）顾及别人的感受。
（9）争取做服务于人的人。
（10）要真诚，要诚信。
（11）要热情、幽默，有耐心。
（12）不逃避人际关系。

19. 学习非语言交往技巧

非语言交往是指交往双方通过服饰、目光、

表情、身体的动作姿态、声调等非语言行为和人际空间距离等进行沟通的技巧。在人际交往中，虽然非语言行为通常只是语言行为的辅助和强化手段，但它有时可以代替语言传情达意，还可以微妙地传递语言难以表达的"弦外之音"，产生"此时无声胜有声"的效果。所以，对非语言行为的作用不可低估。要提高官兵的交往能力，应当引导他们在人际交往中注意一些必要的非语言交往技巧。

（一）目光技巧

常言道："眼睛是心灵的窗户"。目光接触，是人际间最能传神的非语言交往。目光的诚挚来自心底的纯真，在交往中通过目光的交流可以促进双方的沟通。目光的方向、眼球的转动、眨眼的频率、闭眼的久暂，都表示特定的意思，流露特定的情感。正视表示尊重；斜视表示轻蔑；双目炯炯会使听者精神振奋；柔和、热诚的目光会流露出对别人的热情、赞许、鼓励和喜爱；呆滞的目光表现出对对方讲的话不感兴趣或不信服；虚晃的目光则表示自己内心的焦虑和束手无策;目光东移西转,让人感到是心不在焉。交往中,适当的目光接触可以表达彼此的关注,通常比较自信的人比缺乏自信的人更主动地进行目光接触,但目光接触过多又会增加对方的心理压力。沉默时,眼睛时开时合,对方就会猜疑你已厌倦谈话。

因此,在人际交往中,眼神的作用万万不能忽视,平时应该经常培养自己用眼睛"说话"的能力。

(二)体势技巧

体势包括体态和身体的动作、手势。在人际交往中,人的举手投足,回眸顾盼,都能传达特定的态度和含义。身体略微倾向于对方,表示热情和感兴趣;微微欠身,表示谦恭有礼;身体后仰,显得轻视和傲慢;身体侧转或背向对方,表示厌恶反感、不屑一顾。不同的手势也具有各种含义,比如摆手表示制止或否定;双手外推表示拒绝;双手外摊表示无可奈何;双臂外展表示阻拦;搔头皮或脖颈表示困惑;搓手和拽衣领表示紧张;拍脑袋表示自责或醒悟；竖起大拇指表示夸奖，伸出小指表示轻蔑。有些手的动作容易造成失礼，比如用手指指向对方面部，单手重放茶杯，当着客人的面挖鼻孔、擤鼻涕等等。同样的体势，不同角色的人使用，其含义和给人的感觉是不一样的。比如，战友之间别后重逢，拉拉手、拍拍肩，表示一种亲热的感情；领导、长辈对下级、晚辈拉拉手、拍拍肩，通常表示赞许和鼓励；如果下级、晚辈随便与领导、长辈拉手拍肩，则被人认为是不尊重。

（三）声调技巧

俗话说：锣鼓听声，听话听音。同一句话用不同的声调、在不同的场合说出来，可以表达不同的甚至是相反的意思和情感。比如，士兵在圆满完成了任务以后，班长对他说"你真行"，这是一种赞许；如果这个士兵没有完成任务，班长对他讲"你真行"，这时的意思就大相径庭了，它是一种责备或嘲讽。所以，在人际交往中，恰当地运用声调，也是保证交往顺利进行的重要条件。在一般情况下，柔和的声调表示坦率与友情；高且尖并略有颤抖的声调表示恐怖或不满、愤怒而导致的激动；缓慢、低沉的声调表示对对方的同情；不管说什么话，阴阳怪气就意味着冷嘲热讽；用鼻音和哼声则往往显示傲慢、冷漠、鄙视和不服，自然会引起对方的不快和反感。青年官兵在人际交往中要细心体会声调的微妙，学会正确运用声调，以加强语言表达的效果。

（四）距离技巧

人都有一种保护自己个人空间的需要。这个个人空间如同一个无形的"气泡"，为自己割据了一定的"领土"。有这个"气泡"的保护，就会感到安全。一旦这个"气泡"被人触犯，就会感到不舒服或不安甚至恼怒。这种"气泡"现象是人际交往中常见的心理现象。个人空间距离的大小与交往的对象、内容、场合和情境有关。一般来说，人们之间的关系越密切，他们的人际空间距离就越小。心理学根据不同的交往对象和情境，划分了四种交往距离：

（1）亲密距离。这是人际交往中的最小间隔，一般在0.45米以内。这个距离属于家庭成员、亲密战友等关系最密切的人。以亲密距离交往的人，相互或挽臂执手，或促膝谈心，不拘小节，无话不谈，亲密无间。亲密距离具有排他性，没有达到那种亲密程度的人插足这个区域，会引起对方的反感。

（2）个人距离。交往距离在1米左右。这个区域有较大的开放性，战友或熟人可以自由地进入这个空间。

（3）社交距离。交往距离在1～4米，保持这一距离的人们，已超出了亲密或熟人的人际关系，体现出一种社交性的或礼节性的关系，一般出现在工作环境或社交聚会上，谈话的内容也较为正式和公开。

（4）公众距离。交往距离在4米以上，在这个空间内，人际间的双向交往大大减少，更多的是一种单向交往，如演讲、报告等。军人在日常工作交往中了解这些交往距离是很有必要的，比如军官与士兵谈心，如果平时关系好，谈话的内容不是批评性的，士兵当时的心情也不错，就选在亲密距离进行，效果最好；如果两人平时关系一般，或者谈话的目的是批评教育，或者当时士兵的心情较差，则选在个人距离效果会好些。行进间相互敬礼的距离，队列训练、指挥位置的设定，在一定程度上，也体现了一定的心理学原理。

20. 多扬人善才能励人向善

在古希腊神话中，有一个叫皮格马利翁的雕刻家，他根据心中的理想女性形象创作了一个象牙塑像，并深深地爱上了她。爱神被他的诚心感动，将这件塑像化身为人并让之与他相亲相爱。教育心理学把这种由期望带来的奇迹称为"皮格马利翁效应"，强调对人要多正面鼓励、激发其潜能，使之潜移默化地朝着受激励的方向发展。

"皮格马利翁效应"给带兵育人以启示。年轻士兵初到军营，面临着角色转变，军旅人

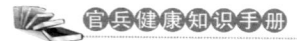

生道路怎么走，朝什么方向发展，有着很强的可塑性。在带兵中，给士兵的赞许和肯定多加一些，给他们的"分数"多打一点，他们收获的是鼓励、信心，继而会转化为奋进的动力。人的本性中都有渴望得到赞美的成分。赞美是一种对行为价值的肯定，人总会自觉不自觉地用他人的看法和态度来衡量自身价值，对他人尤其是上级的评价很在意，有被肯定、被尊重的愿望。所以，对士兵哪怕一点点的进步和完善，都别吝惜肯定和表扬。积小善可成大德，这一点点的肯定和表扬，就好比一盏盏灯火，能够为士兵的努力指引方向，串连成引领他们成长进步的闪光道路。

其实，人渴望表扬，但同时也是怕表扬的，如果受到表扬，为了不辜负这种肯定和期望，往往会自我要求更加严格，在行动上更加努力。"平生不解藏人善，到处逢人说项斯"。多扬人善才能励人向善，作为带兵人，如果都能够抱着平等心，用善意的态度去发现士兵的优点，用肯定和鼓励放大他们的长处，同时积极创造条件让他们扬长避短，多与人为善，多成人之美，就会带出一支心齐气顺、斗志昂扬的团队，在育人的同时也成就了自己的事业，满足了自身的价值追求。

21. 人际交往中克服羞怯心理

羞怯心理是害羞和胆怯的统称。胆怯是想交往又怕交往的一种心理准备状态，害羞会加剧胆怯。几乎所有的人都有过某种程度的羞涩和胆怯，不过有些人表现得特别严重。羞怯心理较严重的士兵在人际交往中表现为话未开口脸先红，话语低沉心发跳，在学习训练中遇到问题，宁可憋在肚子里，也不好意思向军官或其他战友请教。羞怯心理的产生，一是由于青春期生理变化引起的感应性反应。青年军人处于生理、心理发育最旺盛的时期，激素分泌较多，外界刺激时会使体内的平衡被打破，变得紧张起来，出现冒汗、脸红、心慌等感应性反应。二是自卑等心理的影响。具有羞怯心理的士兵羞于与他人交往，特别是不敢与陌生人交往，主要是因为对自己的信心不足，害怕出错。三是成长中的环境影响。如果在童年、少年期交往中曾经受到过他人的训斥、嘲笑或戏弄，其阴影会造成相当久远的影响，以后进入类似环境或新环境就会出现胆怯。

羞怯心理会影响青年军人的正常交往和心理健康，阻碍他们更好地适应社会环境，不利于他们发展自己的聪明才智。要克服羞怯心理，就要做到：

（1）培养交往的自信心。

自信心表现在各个方面，如果总认为自己缺乏交往能力，口才没有别人好，气质风度比别人差，见世面比别人少，在集体活动中，就会表现得畏畏缩缩，讲话办事瞻前顾后，学习讨论羞于开口，使自身的能力得不到有效的发挥，影响与人之间的正常交往。

培养自信心就要看到自己的长处，不必为自己的某些短处而自惭形秽，相信自己身上总有吸引别人之处，摆脱与人交往的自卑阴影。

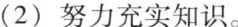

（2）努力充实知识。

艺高人胆大。有了丰富的知识储备，掌握娴熟的交往技巧，在交往中自然就会应对自如。知识可以丰富人的底蕴，增加人的风度，提高人的气质，也是克服羞怯心理的良药。因此要勤奋学习，努力拓宽知识面，掌握一些社交知识和技巧，通过知识的积累，增强交往的勇气。

（3）加强交往能力的锻炼。

军人在军营表现自己的机会不多，交往的范围较小，交往能力的发展受到一定的限制。因此，要充分利用一切机会积极锻炼自己，如在各种场合下大胆讲话、勇于发言。

22. 人际交往中克服猜疑心理

猜疑心理是一种由主观推测而产生的不信任的复杂情绪体验。猜疑心重的人往往整天疑心重重、无中生有，总以为别人在议论自己、瞧不起自己、算计自己，认为人人都不可信，人人都不可交。猜疑心理是军人交往中的一种消极心理,反映着不同程度的自私狭隘思想。如有的士兵受到领导批评时,总是疑心谁向领导打了小报告,疑心与自己竞争的人使绊子,疑心与自己有过节的人伺机报复等。甚至一旦有人对自己稍微表现出一丝异常,就怀疑是对自己有成见。猜疑心理是人际关系中的蛀虫,也是和谐人际关系之大忌。一个人一旦掉进无端猜疑的陷阱,必定处处神经过敏,事事捕风捉影,心生疑窦,对战友失去信任,既损害正常的人际交往,又影响个人的身心健康。

(1)要注重培养理智感,防止感情用事。现实生活中,许多猜疑戳穿了是可笑的。但在戳穿之前,由于猜疑者消极的自我暗示心理作祟,会觉得事情顺理成章。"疑人偷斧"就是很典型的一例。所以,保持冷静客观的态度,观察、分析和思考问题,多问几个为什么,多找几个人谈谈,克服"当局者迷"的认知误区,是消除猜疑的重要途径。

(2)加强交流,拉近相互间的心理距离。了解是信任的基础,信任是感情的纽带。你要信任对方，首先就要了解对方；你要对方信任你，就要主动敞开心扉。战友之间相互了解、相互信任，就能在情感上产生共鸣，从而有效地消除误会和疑团。

（3）优化个性品质。一个人的个性品质影响其观察事物、知觉他人的过程。狭隘、自私等不良个性会使人将自己的不良心态，投射到被观察的对象身上去，从而产生违背实际的主观臆测和凭空想象，正所谓"无端愁绪凭空来，全因猜疑生风雨"。因此，要加强个性品质的改造，培养高尚的道德情操，净化心灵，拓宽胸怀，提高精神境界，冲破封闭性思维的桎梏，走出"先入为主""按图索骥"的死胡同，排除不良个性品质的消极影响，消除错误的投射倾向。

（4）增加工作透明度。在向下属交代工作时，要交底交心；在处理士兵入党、考学等问题时，要坚持公开和民主的原则。让他们了解事情的原委，可减少他们的疑虑，避免偏听偏信。

23. 人际交往中克服嫉妒心理

嫉妒是指在意识到自己对某种利益的占有或占有意识受到现实的或潜在的威胁时产生的一种情绪体验。

产生嫉妒的一个重要原因是自己的需要得不到满足。其次在与他人进行比较来确定自身价值的过程中也容易产生嫉妒。如果别人的价值比重增加，就会觉得自己的价值在下降，从而就会产生一种非常痛苦的情绪体验。尤其是比较对象和自己不分上下或不如自己时，这种情绪很容易转化为对别人的不满或嫉恨，在行为上表现出从对立的立场上寻找对方的不足，或认为对方之所以成功只是由于外部原因，通过诋毁对方达到自我心理上的暂时平衡。即使是控制自己不表现出上述行为，但是，为了维护"自尊"的防卫心理，原来轻松、无拘无束的交往气氛也会变得紧张起来。因嫉妒引起的人际关系疏远、紧张乃至冲突的事例不胜枚举。

在嫉妒的整个过程中，嫉妒者自己的心情一直处于冲突和强烈的情绪体验之中。

事实上，嫉妒是人类的一种普遍情绪，关键在于你怎样看待它、对待它、促使它向哪个方向转化。轻微的嫉妒使人意识到一种压力，产生一种向超越者学习并赶上他的动力，促使人去拼搏、奋进。

我们应该将嫉妒的消极心理转为竞争的积极心理，也就是将不服气的心理引导到积极方面，升华为竞争心理，以自己之优势胜过对方之劣势。但是，如果面对嫉妒导致的焦虑和敌意，不是奋起直追，不是相信自己的能力和毅力，不是反省自己，而是觉得别人使自己难堪了，由此而产生痛苦，甚至向他人发出攻击性的言行，就会成为个人成长和人际交往中的障碍，严重者还会导致悲剧。

克服嫉妒情绪，首先应充分认识嫉妒心理的危害性。嫉妒是社会生活的腐蚀剂，它腐蚀人的品质，损害人的事业和形象，也损害人的身心健康。要从克服偏激、增强自信入手。对人的态度力求全面，力求不受个人心境、情绪的干扰，并相信自己有能力赶上对手。其次，应调整自我价值的确认方式。有研究表明，自我价值确认越是倾向于社会标准（通过周围人、社会流行观念等），就越容易引发嫉妒；越是倾向于内在标准（以自己的思考、内在的准则为参照），就越会减少嫉妒。简单地与别人做比较往往会导致片面的看法。能够体现出个人价值的方面很多，而每个人的优势和劣势又不尽相同。如甲战士军事素质好，乙战士兴趣爱好广泛，这个战士机灵，那个战士稳重等等，各有其特点和长处。所以，用统一的标准衡量人的价值是不科学的，也是不准确的。一个为工作和追求忙得不可开交的人，是没有时间去嫉妒别人的。一个人的生活目的不是为了抓住别人死死不放，也不仅仅是为了超过别人。人生很重要的是不断超越自己，战胜自己。

另外，在交往中不但要减少自己的嫉妒心，还应学会消解别人的嫉妒心。在与战友交往时，不要经常去谈自己得意的事情，也不要过分夸大自己的成绩，尤其是在不如意者和不如自己的人面前，应采取谦虚谨慎的态度。有时也应有意识地暴露自己的一些不足和苦恼，避免激起他人心理失衡，以赢得更多的朋友。如若能真诚地帮助别人，与他人共享荣誉和快乐，则能达到更高的理想境界。

24. 微笑是心理健康的表现

微笑是自信的象征。有的人即使在遇到严重困难时，也仍然能够微笑，好像若无其事。这种微笑充满着自信和力量，像阳光一样，可以驱散阴云，把沮丧、阴郁、恐惧、苦恼的情绪一扫而光。

微笑是礼貌的表示。一个懂礼貌的人，微笑之花会永远开放在他的脸上，使接触到他的人感到亲切、愉快。

微笑能使人和睦相处。如果人人脸上都带着微笑，就会使置身其中的人感到融洽，平和。这种微笑好像有一种磁力，能够使许多人的心灵相通、相近、相亲。

真诚的微笑是心理健康的表示或标志。能发出真诚微笑的人，总是乐意帮助别人，愿意分担他人的忧伤，减轻他人的痛苦，也愿与人共享快乐。这种共享快乐、同分忧伤的感觉，是心理健康的一个重要标志。

善于微笑的人，通常是快乐的且有安全感的人，也常能使别人感到愉快，这是人性格成熟的表现。健康、愉悦的微笑能增进人际关系，也是不良心理的一剂解药。可见，微笑能净化情绪气氛，消除郁积的紧张和压力，使人们的生活得到鼓舞、欢悦，情趣盎然。

25. 重视情商培养

情商的实质，就是对情绪的管理和控制能力。美国哈佛大学提出"情商"教育理念，认为谁的"情商"开发得好，谁才拥有真正的优势。社会心理学家也发现，一个人能否取得成功，智商只起到20%的作用，剩下的80%则来自情商。

情商的核心是性格。爱因斯坦说过：智力上的成就很大程度上依赖于性格的伟大，这一点往往超出人们通常的认识。美国心理学家推孟和他的学生，经过对1528名智力较高的学生进行了50年的追踪研究后得出结论：性格因素与天才人物的形成和成功的获得，具有重要关系。智力上取得重大成就的人，往往同时具有以下性格特征：①有恒心；②目标明确；③自信心足；④不畏困难。

如何衡量情商呢？一是自我察觉情绪。对自己的情绪变化了解得比较清楚，如恼怒时能马上意识到自己的失态。二是驾驭心情。尤其在坏心情不期而至时，能很快冷静下来，甚至从另一个积极的角度重新审视。比如在公路上，有辆汽车突然插到你的前面，你的第一反应恐怕是在心里暗骂："可恶！差点就撞到我了！"然后越想越生气，甚至可能导致打架滋事。这时，比较有效的方法是"重新评断"。你可以告诉自己："这个司机也许有急事。"另一个办法是独自走开，让自己冷静下来。三是自我激励。前进时富有激情和目标，摔倒时很快爬起来。四是理解他人情绪，懂得换位思考，能想人所想、忧人所忧。五是人际关系中的艺术和技巧，比如第一次就记牢别人名字。

26．建立自信的方法

（1）积极自我暗示，相信自己能行。每天早晨起床后、临睡前各默念几次"我是最好的，我是最棒的。"与人交往前，特别是遇到困难时要果断，反复地默念。这样，就会通过自我积极的暗示，鼓舞自己的斗志，增加心理力量，使自己逐渐树立起自信心。

（2）注意仪表，保持精神风貌。漂亮的仪表能够得到别人的夸奖和好评，提高人的精神风貌和自信心。所以，自卑的人特别要注意学会从头到脚打扮自己，保持发型美观，衣着整洁、大方。当你的仪表得到别人的夸赞时，你的自信心一定会油然而生。

（3）挑前面的位子坐，敢于引人注目。有意识地练习坐在前面，能够引起别人的关注，拉近你与会上领导的心理距离，赢得他们的赏识，激发自信心、集中注意力。

（4）练习正视别人，提升自我胆识。一个人的眼神可以透露出许多有关他自己的信息。不敢正视别人是胆怯、心虚的表现。而大大方方地正视别人，等于告诉他人："我很诚实，而且光明正大，毫不心虚。"因此，在学习和工作中经常提醒自己要面带微笑，正视别人，用温和的目光与别人打招呼，用点头表示问候，用聚精会神、专心致志的听讲表示对他人的理解与支持。

（5）挺起胸膛，让步伐轻松稳健。心理学告诉我们，步态的调整，可以改变心理状态。自信的人走起路来胸膛直挺，步子稳健轻松。挺起胸膛，你的自信心就会慢慢增长。

27. 通过自我修养完善性格

（1）自省。古人强调"吾日三省吾身"，强调每天回顾、检点自己的行为，通过内心的自我检查、自我分析、自我辨别，对性格进行反思。反思越深刻，发现自己身上的问题就越多，改正就有了明确的方向。自省是一个人的优良品质，通过自省，可使性格更趋于完善，更趋于稳定，这是一个智者修养自己的必由之路。

（2）自警。针对自己的性格弱点，选择相关名言警句作为自己的座右铭，用以提醒和勉励自己。大家都看过电影《林则徐》，他"制怒"的匾额，就是针对他易怒的性格弱点而设的。有些官兵往往心血来潮时，书写几句豪言壮语，但很快就弃之脑后，并不实行。对豪言壮语须长期遵循，才能起到自警的作用。

（3）自励。即自我激励。选择一个先进榜样，时时处处以先进榜样激励自己、鞭策自己。

在周围的同志、英雄模范人物、杰出的领导人的性格品质中，都可以找到我们可学之处。取人之长，补己之短，将有利于良好性格的培养。

28. 遇事不公平的自我疗法

如果你工作兢兢业业，却受到不公平的待遇。这不仅会使人压抑自己的心境，久之对自己的健康也产生不利影响，而且会扼杀聪明才智与创造才能。对此，心理专家有几点管用的建议：

第一，不必事事苛求公平。人的心理受到伤害的常见原因之一，就是希望每件事都公平。其实，世界上根本就没有绝对的公平，所以我们不必事事都拿着一把公平的尺子去衡量，否则就是和自己过不去。

第二，设法通过自己的奋发努力来求得公平。比如，有些人认为只要工作踏实肯干、业务能力强就应得到领导的青睐，而把主动与领导搞好关系的举动错误地当成了溜须拍马。其实，领导也是人，而人都需要得到别人的尊重与肯定，所以有些看似不公平的事正是因自己不成熟的观念与言行造成的。

　　第三，改变衡量公平的标准。不公平是一种进行比较以后的主观感觉，因而只要我们改变一下这种比较的标准，也能够在心理上消除不公平感。比如，自己这次没评上职称，觉得很"不公平"。但是如果换一个角度想想，就会发现这次评选职称的名额有限，许多和自己条件一样甚至强于自己的人也没评上，也许这样一想，你就心安理得了。

29．表达愤怒五原则

　　（1）要就事论事。对事情有冷静、客观的评估，发脾气有节制，要适可而止。

　　（2）要讲究方法。既坚持原则，又通情达理，根据不同的情景与场合，采取适当的态度与方法。

　　（3）要顺其自然。发怒要合乎情理，不可

肆意妄为或无端闹事。

（4）要考虑后果。如果发怒带来的后果是自己所不愿意看到的,最好克制不发,或减低发怒的程度为好。

（5）要保持冷静。防止无原则的发火而激起大家的不满。

30. 学会无损发泄

所谓无损发泄,是指一个人在释放消极情绪时所采取的行为既不会对自己,也不会对社会和他人造成伤害。无损发泄则是一种积极发泄,它是通过积极主动的方式,将心中积聚已久的失落和压抑情绪进行及时的疏导排泄,从而使心理处于平衡状态。

现实生活中的无损发泄方式有很多。比如你可以把自己的烦恼向朋友倾诉,或者给远方的父母和亲朋好友写信或者打电话;也可以写日记,这是一种很好的自我发泄方式;你还可以通过自言自语和自我暗示,或者到无人的地方放声痛哭一场的办法,排除和发泄心中的低落情绪,使自己的心境得以平静。

31. 生活中如何做到宽容

(1) 求同存异。每个人都有自己不同的偏好和对事物的不同见解,只要不违反大原则,不损害他人利益,就谈不上谁对谁错,谁是谁非。所以,要以平和的心态去看待一切不同的事物,还要学习去欣赏它,你会发现,世界多样性才美好。

(2) 原谅别人的过失。当他人做了对不起自己的事,宽容的态度更能体现出一个人的风度和境界。我国历史上,许多成就大事的人都表现出豁达大度的气量。宽容是可以得到回报的。

(3) 不要热衷于争论。释迦牟尼曾这样说过:恨永远无法止恨,只有爱可以止恨。所以误会不能用争论来解释,而需要用外交手腕和赋予对方同情来解决。

（4）学会克制忍让。在发生摩擦和冲突时，能做到克制和忍让并不是一件容易的事。要做到这一点，主要是要不怕吃亏。常言道：退一步海阔天空，忍一时风平浪静。可青年战士往往在处事过程中不能容忍，不能克制，结果造成了严重后果，后悔莫及。

32. 如何看待焦虑

焦虑是一种正常情绪反应的常见形式。一般认为它是一种负性情绪，是人们对预期的不良的处境（尤其是危险情境）所产生的一种自觉不愉快的情绪反应。

一般认为焦虑包含三方面特征：一是紧张、害怕；二是烦躁不安、心神不宁；三是担心、忧虑。由这些特征构成了一种朦胧的预感：不幸或危险即将来临。由此所产生的复杂消极情绪状态即为焦虑。焦虑不同于恐惧。恐惧是由危险导致的，当事人清楚知道恐惧的对象和情境；而焦虑是由当事人面临的潜在性威胁所引起，造成焦虑的因素可能发生，也可能不发生。如战前战士在焦急的等待状态中，可能产生焦虑情绪。而战场上的枪林弹雨，随时可令人有生命危险，对战士则构成直接威胁，令其产生恐惧。焦虑的程度主要取决于自己对情境的主观评价、人格特征、既往经验以及对未来结果的估计等等。

适度的焦虑可以提高人的警觉水平，引起人的紧迫感，促使人采取合适的方式及行为对付应激，以实现预期目的，有益于适应环境。如考核前适度的焦虑可促使我们对考核重视，激励我们做好一切必要的准备。当焦虑持续存在、过度、持久的焦虑则影响人的认知能力，妨碍人们准确地认识和考察自己所面临的挑战与环境条件，难以做出理性的判断和决定。部队官兵的焦虑往往产生在工作压力、职务晋升、立功受奖、考学提干、入党、学技术、复转去留等现实问题面前。

33. 焦虑症的三种表现形式

焦虑症是一种以不安、恐惧等不愉快的情绪体验为主,并且伴有躯体不适等症状的神经症。近年来,越来越多的人开始受到焦虑症的侵害而不自知。那么焦虑症的表现是什么呢?为何有许多人患了焦虑症却无法认清自己的心理状态呢?

(1)焦虑症的情绪表现。

处于焦虑状态的人感觉受到威胁压力。威胁的感觉可能来自挑战,也可能来自威胁的情境。威胁的情况可能会导致人们失去重要的事或物,如果当事人不能把威胁的内容看清楚或不知如何应付它,那他可能会感到很严重,产生挥不去的恐惧、忧虑、不舒服、凶兆的不当情绪。同时其为了自我保护,会对周遭产生对立的敌意。

有些人不知道自己怕什么或不知为什么自己会害怕,经常感到莫名的不安与害怕,这会变成一种习惯性、强迫性的焦虑，不知道原因。根据心理学家的分析而得出结论：焦虑是因利益受威胁而引起的警惕心态。

（2）焦虑症的躯体表现。

当个体面对威胁时，他的交感神经系统活动就占优势，而副交感神经系统相对地变成较不活跃。交感神经系统活动导致生理上的变化，有瞳孔放大、口腔容易干燥、消化功能降低、心跳加速、脉搏加快、血压增高、呼吸急促，甚至出冷汗等现象。这些都是焦虑症常见的躯体表现。

（3）焦虑症的行为表现。

当处于焦虑状态时，身体自然处于激动状态，准备好随时都可以采取行动去战斗或逃避。但因为不知道威胁来自何方或隐藏何处，所以往往在无可奈何、束手无策的情况下，只会做出无目的、无效的动作，焦虑不知该如何处理安顿身心烦躁变化。

焦虑症患者可能时常显得坐立不安，经常改变姿势动作，也可能独自一人自说自话或向他人不断倾诉。有些人焦虑时，手脚动作不断，抓头发、摸耳朵、搓脸、双手抱胸、双手用力扭压、敲打、来回快速行走、低头缓慢地走等。有些焦虑症患者脸部表情僵硬，面色凝重、皱眉、悲伤、愤怒、忧郁，行动上因心思的胶着，而表现出心不在焉、视而不见、听而不闻、无法对外界做客观敏锐觉察而显得不灵活。有些人焦虑时，说话声调改变，可能会发抖，声音尖锐、急促，甚至说话内容不连贯，模糊不清，跳来跳去，面孔颜色也会改变，发紫或发红，发冷或发热。

34. 怎样治疗焦虑症

对焦虑症的治疗主要有以下几个方面：

（1）药物治疗，主要有：①抗焦虑药，如地西泮（安定）、艾司唑仑（舒乐安定）、劳拉西泮（罗拉）、丁螺环酮等；②抗抑郁药，如帕罗西汀、文拉法新、三唑酮、多虑平等；③β受体阻滞剂药，如普萘洛尔（心得安）等。

药物要因人、因症状来选择,一定要在医师指导下使用。

(2)心理治疗:心理治疗师可以通过多种心理治疗方法缓解患者的焦虑。

(3)其他治疗:如家庭治疗、小组治疗或物理治疗等。

35. 焦虑的放松技巧

(1)控制呼吸法。

正确的呼吸方式是用全肺呼吸,呼吸频率缓慢均匀,用鼻子吸气,用嘴吐气,吸气与呼气的比例为1:2。训练时最好取平卧位,平卧有助于体会呼吸浅与深之间的感受,掌握了平卧呼吸的方式后即可练习坐着或站着呼吸。训练时一只手放在胸部,另一只手放在上腹部(胃脘部),用鼻子吸气,吸气时让胃部鼓起来,保持缓慢的吸气,然后再用嘴缓慢地吐气。吸气时心里默数1、2、3个数,吐气时数1、2、3、4、5、6个数。重复几次,保持一定的节律，一分钟以 8～12 次呼吸为宜。

（2）超觉静坐法。

此法分 4 个步骤，一是选择一个舒适的体位，使身体尽量放松；二是闭上双眼，进入冥想状态；三是集中心思，想一个字、一个词或一种声音，如"静""放松""大海的涛声"；四是摒弃心中一切杂念，进入超觉状态。此法对治疗由焦虑引起的偏头痛、紧张性头痛有明显的效果，经过规律的练习后，对付压力可产生松弛的即刻反应，达到放松的目的。训练时应注意找一个没有干扰的环境，静坐前看一下时间，每次 10～20 分钟，每天 2 次。避免在昏睡状态下练习放松，否则会削弱放松效果。静坐结束时，慢慢张开双眼或再继续闭眼几秒钟，轻轻动动手指，慢慢活动全身，逐渐加大力量，直至完全恢复清醒状态。

（3）自律训练法。

原理是通过将注意力集中于"沉重"或"温暖"的感觉来达到令身体放松的目的。此法可使人在感到紧张或处于压力之下时，给自己一些心理"暗示指令",使身体随着自我暗示去感觉,产生松弛的反应,对入睡困难、焦虑病人有促进睡眠的作用。每天练习2次,每次10分钟,坚持4～8周,即可在专心练习5分钟后,产生松弛感,达到随心所欲放松身体的效果。训练要点:①取舒适体位,松开任何紧绷的衣物,闭上眼睛,摒弃杂念,进入放松状态。②用轻缓温和的声音对自己说:"我很平静、很放松",反复5次,尝试想象并体会那种感觉。然后让病人集中注意力于左手,自我暗示"我的左手很重,我很平静",反复5次。体会到温暖沉重感后,再把注意力依序集中到右手、左脚、右脚,用同样方式做自我暗示,每一部位反复5次。速度不宜太快,从头至尾做一遍后,自我指令"我的颈部、肩膀很温暖,我很平静""我的呼吸很平和、规律,我很平静""我的心跳很平和、规律,我很平静""我的额头很凉,我很平静""我很机敏、清醒并且全然放松,我很平静"。上述指令,每项重复5次。③做完练习后,深呼吸,并舒展一下身体，睁开眼睛，缓慢地呼吸。

（4）渐进式肌肉放松法。

训练时选择一个安静的环境，取舒适体位，或坐或躺均可。训练要点：①由于渐进肌肉放松训练时间较长，指导语内容较多，不便记忆，故训练时可采用标准录音磁带或指导语训练卡施教。训练时应注意语音低沉、轻柔和愉快，语速不要太快。②训练前体会紧张与放松的感觉，如握拳或握住病人手腕，体会紧张感，再让其松拳或放松前臂，体会放松感。③演示头、颈、肩、胸、上下肢及手脚紧张与放松的方法和深呼吸方法，在听磁带或用训练卡训练时，能按指令完成动作。④由于此训练内容较多，难以一次掌握，故可在第一次训练后，提供录音磁带或书面指示语，要求回家后自行练习。每日进行一两次，每次15分钟，并要求持之以恒，循序渐进，坚持训练。许多实验研究证明，此法对躯体疾病引起的焦虑和焦虑性神经症有确切的疗效。

36. 抑郁如何判定

抑郁是一种过度忧愁伤感的情绪体验。抑郁可以属于正常情绪范围,在引起忧伤或悲痛的情境事件中,我们大都有过抑郁的情绪体验。其主要表现为情绪低落、心境悲观、对各种事情缺乏兴趣、回避与他人交往。但在抑郁严重发展的情况下,它又能转化为病态情绪,使人饱受困扰。

抑郁情绪的正常与异常之间的界线是难以截然划分的。一般来说,处于抑郁状态的人,如能对其所遭遇的现实和自身的处境做出恰当的分析,对自身行为的控制与调节符合社会常规,并有足够的自信与自尊,虽然体验到抑郁,但无行为异常,即属于正常的情绪反应。但是,如果抑郁状态导致对情境不能做出如实的判断,并产生偏离社会常规的行为,或行为适应不良。例如,由于过度的压力感而情绪低落与绝望,失去兴趣,不能胜任正常工作,甚至产生自杀企图等极端意念和行为，就属于异常的范畴了。

当心情低落达到使心理功能下降或社会功能受损害，且持续一定时间（至少两周以上），可作为一种病态情绪对待，应考虑向心理医生或精神科大夫求助。

病态抑郁有以下六个方面的主要表现：

第一，兴趣减退甚至丧失。对往常感兴趣的事也会表现出厌烦、冷淡、无动于衷。

第二，对前途悲观。似乎对生活、工作、学习都感到前景暗淡，事情已经无可挽回和不可收拾，严重者可感到绝望。

第三，无助感。感到对自己的不幸和痛苦无能为力，别人对自己也爱莫能助。

第四，精神疲惫。似乎精力已经耗尽，想振作也振作不起来，至少无法持久。

第五，自我评价下降。常会觉得自己不如别人，别人也看不起自己，伴有强烈的自卑、自责，甚至自罪感。

第六，感到生活或者生命本身没有意义，活着还不如死了好，有自杀念头甚至自杀行动。

性格内向、不爱交际、孤僻、多疑的人或遭受亲人去世、意外灾害和身患重病时，容易出现病理性抑郁情绪。

37．抑郁情绪和抑郁症是两回事

抑郁情绪是一种很常见的情感成分，人人均可出现，当人们遇到精神压力、生活挫折、天灾人祸等情况时，理所当然会产生忧郁情绪。但是抑郁症则不同，它是一种病理心理性的抑郁障碍，与遇到挫折后出现的抑郁情绪完全不同。

（1）正常人的情绪忧郁是基于一定的客观事物，事出有因。而病理性情绪忧郁障碍通常无缘无故地产生，缺乏客观精神应激的条件。

（2）一般人情绪变化有一定时限性，通常是短期的，人们通常通过自我调适，能恢复心理平稳。而病理性忧郁症状常持续存在，甚至不经治疗难以自行缓解，症状还会逐渐加重恶化。

（3）忧郁情绪程度较轻，抑郁症者程度严重，并且影响患者的工作、学习和生活，无法适应社会，甚至产生消极、自杀的言行。

（4）抑郁症可以反复发作，每次发作的基本症状大致相似，有既往病史可以印证。

（5）典型抑郁症有生物节律性变化的特征，表现为晨重夜轻的变化规律。

抑郁情绪与抑郁症的区分并不难。切不可把各种症状与自己对号入座，进行自我折磨。

38. 抑郁症的病因

抑郁症的病因目前尚未完全明确。但绝大多数专家认为，当一个人同时存在以下多种社会、心理和躯体方面的问题时，例如，长期承受较大的心理压力，人际关系问题，经济问题，突发的、严重的损失或丧失，悲观厌世，自尊心过强，酒精或物质滥用，慢性躯体疾病，家族中有抑郁症患者等，较容易出现抑郁症。

39. 抑郁症患者要注意的事项

（1）要意识到自己的疲惫感、无价值感、无助感和无望感是疾病的症状，是可以治疗的。

（2）尽量减少生活中出现的压力，保持身体健康，有规律地锻炼身体，参加社交活动。

（3）向精神科医师或资深的治疗师寻求帮助，不要试着自己服药，采用饮酒或吸毒的方式来解决目前的困境更不可取。

（4）在抑郁症缓解前，不要做出重大的决定。

（5）不要被自己消极的思想所左右，如有结束自己的生命想法等。

40. 心情抑郁时如何自我调适

（1）不要给自己制定很难达到的目标，正确认识自己的现状，正视自己的心情，不要再担任一大堆职务，不要对很多事情大包大揽。

（2）可以将一件大的繁杂的工作分成若干小部分，根据事情轻重缓急，做些力所能及的事，切莫"逞能"，以免完不成工作而心灰意冷。

（3）尝试着多与人接触和交往，不要自己独来独往。和朋友多聊天，把自己的心情说出来，朋友的安慰会起到很好的作用。向自己的亲人和爱人倾诉，他们的帮助也很重要。

（4）尽量多参加一些活动，尝试进行一些轻微的体育锻炼，看看电影、电视或听听音乐等。可以参加不同形式和内容的社会活动，如旅游观光等，但不要太多。

（5）不要急躁，对自己的心情抑郁不要着急，调适心情需要时间。

（6）在没有与自己的实际情况十分了解的人商量之前，不要做出重大的决定，如调换工作、结婚或离婚等。

（7）不妨把自己的感受写出来，然后分析、认识它，哪些是消极的，属于抑郁症的表现，然后想办法摆脱它或请专业人士帮忙。

41. 癔症，可被驱散的"心魔"

癔症是由精神心理因素，如生活事件、内心冲突、暗示或自我暗示，作用于易病人体引起的精神障碍。中世纪的欧洲人认为，癔症是鬼魔附体。随着医学和心理学的发展，人们认识到此病主要是受精神心理因素的影响而发生和消失的，所以我们称它为"心魔"。

癔症通常有转换障碍和分离障碍两种不同的症状表现。

转换障碍的表现以躯体症状为主，即癔症性运动障碍和感觉障碍。运动障碍症状表现为：痉挛发作、局部肌肉的抽动、肢体瘫痪或行走不便、失声症或失语症等。癔症性感觉障碍的常见表现为感觉过敏、感觉缺失、感觉异常、视觉障碍、听觉障碍等。

分离障碍的主要表现有：情感爆发，也就是我们常说的"歇斯底里"；癔症性遗忘，这种遗忘多是选择性的，是创伤性的，令患者痛苦的；癔症性漫游，在白天觉醒时离开家或工作单位外出漫游，如旅游一般，事先没有任何目的和设想，突然开始，突然结束，清醒后对发病经历不能回忆；癔症性身份障碍，又称双重人格或多重人格，患者突然失去对自己原来的身份体验，而以另一种身份进行日常活动。

  癔症的发病原因是由多方面因素造成的，通常由于遭遇重大生活事件而诱发。有些看起来不是多么重大的事，但对当事人来说却是无法承受的事情。简单地讲，发病原因大致有3个方面：一是遗传因素，部分病人有明确的家族史；二是心理因素，除上面说的重大应激事件外，还有幼年期的创伤经历以及特殊的人格素质，癔症病人往往具有易受暗示性、以自我为中心、好幻想、表演性强等性格特点；三是受社会文化方面因素的影响。这种病的发病率一般女性略多于男性，近年来我们发现刚入伍的新兵和第一年兵中也有个别出现癔症的男战士，可能跟新战士大多是独生子女，突然来到军营的紧张环境中，对日常的严格要求和紧张

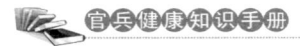

训练不适应有关。

通常癔症不会出现比较大的危害性，多数病人发病时也具有自我保护性，少数痉挛发作、情感爆发和漫游的病人可能会出现意外伤害，需要加强保护。一般来说，癔症的预后是良好的，多数病例是发作性的，少数呈持续病程，有60%～80%的患者可能在一年内自发缓解。

得了癔症不要恐慌，要保持好的心态。癔症这个"心魔"，说来就来，说去就去，取决于自己和关系密切的人给予什么样的暗示。给予积极良性的鼓励和暗示，症状很快就会改善或消失，如果总给予不良的暗示不但不好，还会加重。所以通过系统检查没有任何躯体问题，就不要再反复检查，即便再出现症状也不要过分紧张和担心，要注意放松，做深呼吸，积极暗示自己"不要担心，我自己能好，我能克服困难"，会起到很好的自我调整作用。如果自己不能调整好，就需要住院，需系统地进行心理治疗和药物治疗。一般经短期住院休息治疗，症状改善后就要回到岗位上继续从事正常工作和训练,癔症治疗不适合长期住院或长期休息。

42. 失眠的原因

失眠的原因很多,大致可以归纳如下:

(1) 违反生理时钟引起失眠:如大小夜班轮值的工作;或出国旅游穿梭不同纬度;有时极度兴奋,喜极而泣也会睡不着,但通常是短暂的。

(2) 突然受到重大事件的冲击:如亲人死亡、夫妻离异、失业、公司倒闭、股票起落等,造成情绪不稳定、失落、惊慌,久久不能平静,以致夜夜难眠,但通常一两个月就会恢复,是短期的失眠,但少数也会演变成慢性失眠。

(3) 原发性失眠:此类病人并无特殊内科疾病或精神疾病,通常是先天操心型的人,容易紧张、焦虑,平时有时候睡眠质量也不好,遇到重大压力、精神负荷增大时,就更睡不着了,久而久之,就成了慢性失眠,即使压力消失了,香醇的睡眠也不再复得。但有些原发性失眠者，可能找不到任何原因。

（4）精神疾病：如忧郁症病人常伴有失眠，特点是清晨两三点醒来，再也难以入睡；躁症病人晚上根本不想睡觉，精力充沛，半夜打电话找朋友聊天，活力无限，不断地往外跑，有时幻听，"与神鬼沟通"，无法安静入睡。其他患有广泛性焦虑症、恐慌症、精神分裂症的病人，都可能时常睡不着。

（5）内科疾病：关节炎及各种酸痛症，可能会痛得病人晚上睡不着；心脏衰竭的病人，当平躺睡觉时会喘得更厉害，所以必须坐着睡觉，影响睡眠品质；其他甲状腺疾病、肺病、尿毒症等都可能引起失眠。

（6）妇女停经：妇女于停经时产生潮红、盗汗、失眠等症候群，有些经前症候群患者会伴有严重的焦虑、不安、疼痛，甚至失眠。

（7）药物：药物如类固醇（美国仙丹），有些人服少量会失眠，服大量则精神异常。气喘药如支气管扩张剂会使人心跳加快，神经兴奋而睡不着。另外毒品如大麻、海洛因、安非他命，会影响人的脑胺，兴奋中枢神经，而产生失眠、幻觉。

（8）刺激性饮料：茶、咖啡等刺激性饮料会扰乱正常睡眠。至于酒精，开始喝酒时，可促进睡眠，但长期喝酒，就像吃安眠药一样会上瘾，久了会影响正常睡眠，而且酒精会快速代谢，使其安眠作用于下半夜消失，会有头痛、流汗、心悸等不良副作用，使病人更痛苦。

（9）医源性：病人因失眠服用安眠药，日久成习，最后安眠药也失效了，只好夜夜失眠。

（10）睡眠—清醒周期障碍：人类在白天工作一天后，夜晚来临时，渐渐进入梦乡，经过6～9个小时的睡眠后，天亮时又苏醒过来，这样日复一日，就是人类的睡眠—清醒周期，固以一日为一周期，又称"日节律"。但有些人日节律延后，以致到了清晨三四点才睡觉，一直到中午才醒来，这类病人若自订作息则没有失眠问题，但与社会大众的作息无法配合，仍须矫正。

以上是失眠的种种原因，我们应仔细分析，

找对医师，吃对药，才能解决失眠的问题，否则一味地使用安眠药，恐会加重病情。

43. 如何改善睡眠

日常生活上应遵守下列几点，有助于睡眠的改善：

①生活作息要规律，养成每天同一时间上床睡觉。

②每天有规律地运动，每周至少4次，每次30分钟以上。

③避免在吵闹环境中睡觉，对一个睡眠障碍的人，禁不起噪声的考验，噪声会剥夺深睡眠的机会。

④太冷、太热的环境会影响入睡。

⑤睡前勿喝酒、咖啡、茶，及进食大餐等。

⑥睡前避免看紧张刺激的电视、电影、报刊，如跟凶杀案、绑架案等有关的，容易造成心理不安而影响入睡。

⑦辗转难眠几刻后仍不能入睡，干脆起床

做些轻松活动，如果继续躺在床上只会使你更加紧张、更难以入睡。

现代都市在入夜之后，有许多人应该睡觉却睡不着，他们辗转反侧，久久不能入眠，脑中不断地浮现过去、现在、未来的事，有悲伤、有气愤、忧虑、害怕……愈是不想它，它却愈缠绕着他们不放。失眠是相当恼人的，没有失眠过的人，不了解失眠的痛苦，在漫漫长夜里，失眠的人多么企求一个高枕无忧、心情宁静的夜晚。失眠绝不是单纯的心理因素，它涉及脑内多种荷尔蒙的变化，复杂而多元化。病人生理、心理的调适都很重要，而药物的使用，应请教医师，不应讳疾忌医，否则将使病情更严重。

44. 失眠者如何进行自我心理调适

失眠主要表现为入睡困难、睡眠维持障碍、早醒等。有研究表明，持续 1 周失眠会让人变得急躁、恐惧、紧张、注意力不集中等，严重时可出现定向障碍或共济失调，并可能出现幻觉、妄想等严重的精神障碍。连续失眠还会使人白天精神萎靡或不能保持旺盛的精力，进而影响社会功能。

有人曾对失眠症患者进行心理健康状况的研究，发现失眠症患者的症状自我评量表中的躯体化、人际关系、敏感、抑郁、焦虑等因子分数较正常对照组显著增高，说明心理社会因素与失眠有着密切的联系。

由于心理社会因素是失眠的主要原因之一，因此，做好心理行为自我调适对改善失眠具有重要的意义。克服失眠的心理调适方法：

①保持乐观、知足常乐的良好心态。对社会竞争、个人得失等有充分的认识，避免因挫折致心理失衡。

②建立有规律的一日生活制度，保持人的正常睡—醒节律。

③创造有利于入睡的条件反射机制。如睡前半小时洗热水澡、泡脚、喝杯牛奶等，只要长期坚持，就会建立起"入睡条件反射"。

④白天适度的体育锻炼,有助于晚上的入睡。

⑤养成良好的睡眠卫生习惯,如保持卧室清洁、安静、远离噪音、避开光线刺激等;避免睡觉前喝茶、饮酒等。

⑥自我调节、自我暗示。可玩一些放松的活动,也可反复计数等,有时稍一放松,反而能加快入睡。

⑦限制白天睡眠时间,除老年人白天可适当午睡或打盹片刻外,应避免午睡或打盹,否则会减少晚上的睡意及睡眠时间。

另外,对于部分症状较重的失眠患者,应在医生指导下,短期、适量地配用安眠药或小剂量抗焦虑、抑郁剂。这样可能会取得更快、更好的治疗效果。

45.磨练坚强的意志

意志是一个人力量的象征,是成就事业的基石。对军人来说,可以从以下方面着手磨练自己的意志力：

（1）目标由近至远，由低到高。当你经过努力，达到一个个近期目标时，你就会信心倍增，更加勇往直前地朝着更高目标努力。

（2）战胜自己。在和外界力量的斗争中，要善于克服不利于发挥自己优势的弱点和消极因素，以增强自身的力量。

（3）用座右铭鼓励鞭策自己。座右铭言简意赅、精炼醒目，镌刻左右，每日读之，对人具有强烈的自警、自策、自励之效。

（4）多读好书。书籍给予人们的力量是巨大而长久的，通过多读好书，可以为自己找到意志锻炼的直接榜样。

（5）忠于自己的诺言。既然自己决心办到某件事，那就要尽力实现自己的诺言。当然，忠于诺言也并非不顾客观条件一味蛮干到底，如果努力后，确实难以实现，或需要对原计划、目标进行修改调整，就不必勉强，而应做适当调整。在实现诺言的过程中，意志是同样可以得到锻炼的。

46. 信任与合作

人世间有一种神秘的力量，它无所不能，能够创造任何人间奇迹，这就是信任与合作。

我们的祖先作为个体处于绝对的弱势，在物竞天择的背景下，面对凶猛无比的各种野兽，祖先们难能可贵地认识到大自然给他们的齿不够利、爪不够坚、力不够大，于是他们不断借用外物，学会用石块、木棒、弓箭等武器来保护自己、消灭敌人。他们从内心需要与同伴的合作，需要团队的强大，并用行动相互帮助，共同努力让团队强大。信任、利用外部资源、与同类的合作使我们的祖先们成了真正无敌于天下的动物之王。

其实每个人眼中所看到的很多不可为，只是从个人的角度出发，以一己之见和一时之功去推断，如果换一个思维方式，让我们从内心深处相信他人，并真心诚意地去合作，也许一切都会改变，因为伟大的智慧力量将为我们创造希望中的人间奇迹。

在这个世界里，自己变得简单，把别人看得简单，这就是一种深层的信任。

信任亲友是人的天性，而信任他人则是一种美德，更是一种智慧。我们应该在信任的过程中，快乐而全面地认识这个看似复杂的世界。

47. 心理平衡靠自己

俗话说，心病还需心药医。对不同的人，不同的性格，不同的境遇，可能需要采取不同的方法，但基本的原则还是有的，以下要诀可供参考。

（1）不对自己过分苛求。抱负定得太高，做事要求完美，稍有瑕疵就自责不止，必然要陷入自寻烦恼、自我折磨的泥坑。

（2）对他人期望不要太高。尤其是朋友、同学、恋人之间更是如此，否则必然大失所望、心情压抑、烦恼无穷。

（3）疏导自己愤怒的情绪。遇到想发火的

情况时，要自制，多想想发火对自己并没好处，甚至还有许多坏处，甚至会祸及无辜，对自己更为不利。

（4）偶尔也要退让。在无损原则的前提下，对一些小事不要过分坚持，要做出让步。

（5）暂时回避。遇到麻烦事时，只要不是重大事件，就不应整天想着，甚至钻牛角尖。可暂时回避，等自己冷静下来再好好处理。

（6）找人倾诉烦恼。亲朋好友是最好的倾诉对象，在他们那里你会得到精神上的安慰以及具体行动上的帮助，有利于解决矛盾或驱除心中的烦恼。

（7）为别人做些好事。助人为快乐之本，这不仅可以忘却一些烦恼，而且能获得新的友谊。

（8）不要处处与人竞争。要想到人无完人，每个人都会有自己的长处，做好自己的事情，不必眼红别人得到比你还高的奖赏。

（9）对人表示善意。不管对什么人，你都诚实善良地对待，那么你肯定也会得到善意的回报，彼此都得到良好的心情。

（10）娱乐。这是消除心理压力的最佳方法，多参加一些文体娱乐活动，安排好作息时间，做到劳逸结合。

48. 如何寻求心理帮助

人的一生都有可能遇到心理问题，心理问题会影响工作、生活，出现心理问题并不可怕，但需要及时处理。

首先，可以自我调节，自我寻求疏泄情绪的渠道，换个环境调畅心情，换个角度看问题，问题将会迎刃而解。

其次，向他人倾诉，倾诉本身就是一种情绪疏泄，同时旁观者清，他会引导你理性思考，有可能给你合理的建议，以更好的方式处理问题。

再次，寻求心理专业人员帮助，专业人员从专业的角度引导，促使你客观、冷静地处理问题。如果心理问题严重或可能是心理疾病，咨询师会建议你看心理医生或精神科医生，医生会以最佳的方式治疗疾病，促进人的心理恢复。

最后，无论何种方式，走出心理困惑、完善人格都需要自我的努力，如过分地坚持己见，冥顽不灵，所有的帮助都是空谈。

49. 哪些食物能调节情绪

多年来的研究显示，某些特定的食品能影响大脑中某些化学物质的产生，从而改善人们的心情。

（1）全麦面包：食物中的包氨酸能提高大脑中5羟色胺的水平，使人产生愉悦的感觉。而全麦面包能帮助色氨酸的吸收。在吃富含蛋白质的肉类、奶酪等食品之前，先吃几片全麦面包，可以保证色氨酸能进入大脑，而不至于被其他氨基酸挤掉。

（2）咖啡：早上喝一杯咖啡确有提神醒脑的作用。咖啡因能使血压暂时性略有升高，并阻断使我们感到瞌睡的化学物质传递。但每天喝3杯以上咖啡则可能反而会使人烦躁、易怒。

（3）水：每天应喝足够的水，防止因缺水而感到萎靡不振。不能用咖啡或其他含咖啡的饮料代替。

（4）香蕉：紧张与镁缺乏密切相关，所以，生活忙碌的人在食谱中应补充富含镁的食品，例如香蕉。

（5）橙和葡萄：每天150毫克剂量的维生素C（约两只橙）就可以使紧张、易怒、抑郁的不良情绪得到改善。

（6）辣椒：辣椒中含的辣椒素能刺激口腔神经末梢，使大脑释放出内啡肽。这种物质能引起短暂的愉快感。

（7）巧克力：许多女士，尤其是当她们受到经期前综合征或不良情绪困扰时，会特别想吃巧克力。因为巧克力具有镇定作用。

（8）牛肉：为了降低胆固醇而完全忌吃牛肉，往往引起缺铁，使人感觉疲劳，心情抑郁。

实验表明，每天吃85克牛肉（一只小汉堡包）的人比完全素食的人可多吸收50%的铁。

50．怎么知道谁要自杀

对于绝大多数经受巨大的心理痛苦而想自杀的人来说，自杀前常常会出现以下迹象。

（1）言语上的征兆：直接向人说，"我想死""不想活了"。或间接向人说，"我所有的问题马上就要结束了""现在没有人可以帮助我了""没有我，他们或许过得更好""我再也受不了了""我的生活毫无意义"。

谈论与自杀有关的事或开自杀方面的玩笑。谈论与自杀有关的计划，包括自杀方式、日期和地点。流露出无助或无望的心情。谈论怎样才能方便地得到自杀的工具。

（2）行为上的征兆：出现突然的、明显的行为改变，如中断与他人的交往或出现很危险的行为；有抑郁的表现；将自己珍贵的东西送人；突然与亲友告别；频繁出现意外事故。

51. 如何帮助有自杀企图者

（1）向他指出："你是否认为自杀是解决问题的唯一出路？"通常的情况是，他们害怕向他人倾诉，因此，你把这个事实指出来，让他知道你愿意帮助他。

（2）询问他是否想好了自杀的时间及方式。

（3）让他叙述他自己的感受，并表示完全理解他所经历的事情对于他来说是很重要的。

（4）不要直接告诉他说："你不要自杀。"而是要和他一同找寻另一种解决方法。

（5）在倾听时不要表露个人价值趋向，因为你认为是轻而易举的事，对他来说是困难的、并难以承受的。

（6）不要回避谈论自杀问题。回避谈论他自杀的想法是很危险的，并且会给我们自己带来压力。因此，我们应该让他知道，我们很关注他的自杀想法，并愿意帮助他分担痛苦。

（7）让他在决定自杀前，给相关热线打电话或者找一个他相信的人去倾诉。让他意识到，如果他感觉不好时，他的身边还有人愿意帮助他。

（8）尽自己所能和他交谈。

（9）你虽然不能解决他的问题，但也不要忽视他的感觉，你唯一能做的就是倾听与关注。

（10）确信你自己是有能力的，作为一名助人于危难中的人，其本身的压力也很大，但现在只有你在他身边，你必须为他做你力所能及的一切。

52. 远离抱怨

抱怨是一种常见的行为和不良情绪，因为司空见惯，所以很多人没意识到抱怨对人心灵成长的阻碍作用。

人之所以抱怨，是因为有几种潜在的心理好处：抱怨可以发泄不满，也可以获得好处，比如，获得同情心、安慰、注意力。没有自信心的人，有时候想靠抱怨来逃避自己的弱势地位或通过抱怨来显示自己比别人优秀。抱怨的好处无非是获得他人的同情，证明自己的无辜，获得心理的平衡。

但是，抱怨只会重复你的不满，增加你的怨气。抱怨一次，你的伤口又被撕裂一次。反复的抱怨，还会引起别人的反感。华中理工大学校长说："抱怨抱不来金砖，与其抱怨，不如实干！"阿里巴巴 CEO 马云说："成功的秘诀就四个字——永不抱怨！"

不抱怨，就是不给自己放纵的借口，学会一个人独立承担责任。

不抱怨是种能力，表示自己具备乐观心态、做事的自信心和挑战可能的勇气。

53. "过劳死"的十大信号

疲劳过度的人是在追逐死亡。"过劳死"是一种未老先衰、猝然死亡的生命现象。日本"过劳死"预防协会列有"过劳死"十大信号：

（1）"将军肚"早现。30～50岁的人，大腹便便，是成熟的标志，也是高血脂、脂肪肝、高血压、冠心病的"伴侣"。

（2）脱发、斑秃、早秃。每次洗头都有一大堆头发脱落，这是工作压力大、精神紧张所致。

（3）频频去洗手间。如果你的年龄在30～40岁之间，排泄次数超过正常人，说明消化系统和泌尿系统开始衰退。

（4）性能力下降。中年人过早地出现腰酸腿痛，性欲减退或男子阳痿、女子过早闭经，都是身体整体衰退的第一信号。

（5）记忆力减退。开始忘记熟人的名字。

（6）心算能力越来越差。

（7）做事经常后悔、易怒、烦躁、悲观，难以控制自己的情绪。

（8）注意力不集中，集中精力的能力越来越差。

（9）睡觉时间越来越短，醒来也不解乏。

（10）经常头疼、耳鸣、目眩，检查也没

有结果。

具有上述两项或两项以下者,则为"黄灯"警告期;目前尚无需担心。具有上述 3～5 项者,则为一次"红灯"预报期,说明已经具备"过劳死"的征兆。6 项以上者,为二次"红灯"危险期,可定为"综合疲劳征"——"过劳死"的预备军。

三种人易"过劳死":

(1)有钱(有势)的人,特别是其中只知消费不知保养的人。

(2)有事业心的人,特别是称得上"工作狂"的人。

(3)有遗传早亡基因又自以为身体健康的人。

54. 拥有阳光心态

阳光心态是什么?阳光心态是积极、知足、感恩、乐观的一种心智模式。每一个人都渴望拥有灿烂的人生,但真正能够活得精彩无限,有滋有味，却是那些始终以积极的方式回应生活的人。生活就是一种态度，你能驾驭自己的心态，其实就开始了你的精彩人生。

阳光是世界上最光明、最美好的东西，它能驱赶黑暗和潮湿，温暖我们的身心，而心态对我们的思维、言行都有导向和支配作用。人与人之间细微的心态差异，会造成成功和失败的巨大差异！

阳光的人视失败为垫脚石，消极的人视失败为绊脚石。阳光的人在忧患中能看到机会，消极的人在机会中看到忧患。阳光的人用心态决定成败，消极的人用成败决定心态。阳光的人用心态驾驭命运，消极的人被命运驾驭心态。

曾经有位小伙子讲述他一天中不幸的遭遇：早晨起晚了，匆匆忙忙洗漱。洗漱完毕，一手拎包、一手拿衣服飞快下楼，谁想跑得太匆忙，不小心把脚扭了。他当时就想：每天下楼从来没有扭过脚，今天一定不是什么好日子。于是，一肚子怨气走出家门。当看到一辆公共汽车已经缓缓进站了，赶紧跑了过去。谁想司机没有

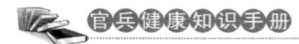

看到他,把车门关了,汽车开走了。"看见人还关门,太欺负人了!你说这不是倒霉吗?"他越想越生气,气得想回家不上班了,就在这时,又来了一辆车。这辆车很空,上车就有座位,但是他全然没有感到幸运。"倒霉"的事还没完,就在他要下车的时候,司机踩了一脚刹车,前面一位女士没扶住,她的鞋跟一下子就踩到了这小伙子的脚上,他忍无可忍,一阵疼痛点燃了满腔的怒火,他狠狠瞪了那位女士,毫不留情地大声斥责她,尽管那位女士已经在不停地道歉。他带着一肚子的怨气到了单位,全没了心情,见谁都烦。一天下来什么事都干不下去,结果临下班又让主管训斥了一顿。

这位小伙子的"悲情一天",没有快乐,只有郁闷和愤怒。生活真的是如此不幸吗?其实,都是小伙子心态不够积极、不够"阳光",放大了他遇到的问题和困难。在他看来,扭脚是天意,没赶上车和被踩了脚是别人故意与他作对,而被批评就是雪上加霜的"倒霉"。凡事都向坏处想,这样也就把自己的心情搞坏了。

一次，美国前总统罗斯福家中失窃，被偷去很多东西，他的一位朋友得知后，马上写信安慰他。罗斯福给朋友回信说："谢谢您来信安慰我，我现在很平静，感谢上帝，因为，第一，贼偷去的是我的东西，而没有伤害我的生命；第二，贼偷去我部分东西，而不是全部；第三，最值得庆幸的是，做贼的是他，而不是我。"这些理由使他心情平静，表现了他豁达的性格。

小伙子的遭遇要比罗斯福的遭遇简单得多，但是，罗斯福却可以在平静中享受快乐，而那个小伙子则在愤怒中忍受痛苦。为什么会有这样的不同？你一定也可以发现，那就是两个人的心态不同。简单地说，一个阳光，一个不阳光。如果在扭脚的时候给自己一个积极的心理暗示，如果在乘上有座位的空车时享受一下自己的幸运，如果不介意那些鸡毛蒜皮的小事，专心去工作……一切都会改观，所以不是生活苦不堪言，而是我们那不肯快乐的心在作怪。有时候，我们将自己的消极情绪和思想等同于现实本身,而事实并非如此。

55. 助人为快乐之本

"助人"不但是个人道德的表现,而且这种行为本身也能给人带来一种精神愉悦感。伟大的共产主义战士雷锋同志认为帮助别人是他人生中的最大快乐,每帮助他人解决一个困难,他就会在日记中记录下"助人"给自己所带来的内心快乐,那是一种因道德行为本身而带来的纯粹道德愉悦感。在这种"乐"中,助人为乐者所体验到的是内在永恒的、纯粹的精神享受。

事实上,"乐"在中国传统文化中占据着相当重要的地位,而且有着特殊的价值内涵,它不仅包含令人愉悦的情感享受,还指向一种至高的德性境界。在《论语》中,孔子认为,德性为快乐的根源,"乐"实际上是由内心的"仁"而来,只有内心怀有仁德,去爱人助人,才能体会到真正的快乐。反之,"不仁者不可以久处约，不可以长处乐"，一个内心丧失了仁德的人，是不能够体会到这种快乐的。内在的仁德是一个人之所以成为"人"的本质，失去了这个，人就只能在外物中求得欲望的暂时满足，然而人的欲望是无穷尽的，在过度"向外求"的过程中是不可能获得长久安乐与内心平静的。只有德性是内在满足感的源头，一个有德性的人，才会产生不为外物所扰的宁静心境，进而获得持久超越的"自足之乐"。

不可否认，"助人"之行为有时会给助人者带来相应的回馈，但助人之"乐"与外在的物质利益和权势地位并没有必然关系，这些外在之物及它们所引起的快乐在本质上是偶然的、外在的，对这些外在利益的执着，易导致偏离人的内在本性，从而偏离根植于"仁"中的真正快乐。

美国伦理学家麦金泰尔认为，正是道德实践产生的"内在利益"才能给人带来真正意义上的"快乐"。而对"外在利益"的追逐其实是受制于外物之中的不能自主的"奴隶"行径，是不能得到真正快乐的。正如孔子所说："饭疏食饮水，曲肱而枕之，乐亦在其中矣。不义而富且贵，于我如浮云。"可见，"乐"的本质超越于"富"和"贵"，是在对"仁"和"义"的坚守过程中所生发出来的超乎感性的精神愉悦感受。

本套书系军队指令性专项课题的分项研究内容,课题总负责人为第三军医大学军事预防医学院糜漫天教授。

官兵健康知识手册

科学训练与积极健身

《官兵健康知识手册》编委会　编著

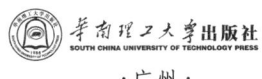

·广州·

本书编委会

主　　　审：刘乐斌
编委主任：李权超　于　泱
主　　　编：陈勇军　周志坚
副 主 编：曾　婷　李文华　朱　涛
编　　　委：胡　艳　高　珊　陈荣华
　　　　　　郭静利　李　颖

前　言

古语有云：健者，强有力也；康者，通畅也。意思是说，健康是一种在生理、心理和环境适应上的完好状态。军人的身心健康关系到部队战斗力的生成，新的历史条件下，虽然战争形态、作战样式和战场环境发生了深刻变化，但"军无百疾，是谓必胜"的基本规律没有变。因此，预防疾病、维护健康是保障战争胜利的重要前提。根据新形势下部队卫生工作的要求，我们在总结近年来为部队开展心理卫生服务经验的基础上，以通俗易懂的语言，向广大官兵进行相关健康知识的宣传，以期让广大官兵自己

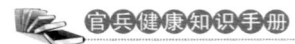

掌握健康的相关知识和技能，降低疾病及训练伤的发生，实现官兵自我健康管理、自我疾病预防，提高官兵自我健康维护能力和健康素养。

本书内容紧密结合部队基层官兵健康需求及部队官兵的实际情况，具有较强的实用性和指导性。本书作者来自不同单位：周志坚、曾婷、李文华、胡艳、高珊、陈荣华（广州军区疾病预防控制中心），陈勇军（解放军第421医院），朱涛（济南军区疾病预防控制中心），郭静利（火箭军疾病预防控制中心），李颖（南部战区空军越秀山干休所）。由于我们的知识水平和能力有限，错漏之处在所难免，恳请各位首长、专家学者和广大官兵批评指正。

本书由第三军医大学军事预防医学

院糜漫天教授牵头的"中国军人通用健康标准及其实施路径研究"课题组组织军内相关学者编写，对所有参与、支持、关心课题研究和本书编写出版的官兵、同仁，在此表示衷心的感谢！

编者

2016年3月

目　录

1. 体壮须靠科学练 …………………………（1）
2. 训练伤的发生原因 ………………………（3）
3. 循环训练法 ………………………………（4）
4. 训练结束后放松活动不可少 ……………（5）
5. 谨防过度疲劳 ……………………………（6）
6. 警惕心理疲劳 ……………………………（7）
7. 军事训练期间的心理放松 ………………（8）
8. 训练"极点"和第二次呼吸 ……………（9）
9. 运动中的呼吸技巧 ……………………（10）
10. 怎样减少肌肉酸痛 ……………………（11）
11. 长跑训练讲究科学性 …………………（12）
12. 运动中出现急性腹痛怎么办 …………（14）
13. 运动中出现骨折怎么办 ………………（16）
14. 疲劳性骨折的预防 ……………………（17）
15. 肌肉或软组织拉伤的处理 ……………（18）
16. 跟腱损伤的预防 ………………………（19）
17. 运动性猝死的防范 ……………………（21）

18. 激烈运动防"闪腰" …………… （23）
19. 消除训练疲劳的方法 …………… （25）
20. 军人体重达标为什么重要 ……… （28）
21. 健康体重的判定标准 …………… （30）
22. 超重与肥胖 ……………………… （30）
23. 产生肥胖的原因 ………………… （32）
24. 减肥方法有哪些 ………………… （34）
25. 运动减肥有哪些好处 …………… （35）
26. 有氧运动是最有效的减肥运动 … （37）
27. 运动减肥应该知道的事项 ……… （38）
28. 运动减肥的注意事项 …………… （38）
29. 全民健身上升为国家战略 ……… （40）
30. 适量运动好处多 ………………… （41）
31. 有氧运动和无氧运动 …………… （42）
32. 有氧运动对心血管功能的益处 … （43）
33. 心率与运动强度的关系 ………… （44）
34. 超强度运动对身体的危害 ……… （45）
35. 如何进行肌肉力量练习 ………… （46）
36. 力量练习对健康有何益处 ……… （48）
37. 如何进行耐力练习 ……………… （50）

38. 运动前要做好充分的准备活动 …… （52）
39. 健身运动量和强度要逐渐增加 …… （53）
40. 健身要保持足够的锻炼时间 …… （54）
41. 进行健身活动的原则 …… （55）
42. 俯卧撑——体质好坏放大镜 …… （58）
43. 平板支撑——最流行的无器械运动 …（58）
44. 蹲起——缓解头晕眼花 …… （59）
45. 仰卧起坐——少得妇科病 …… （60）
46. 千步是把尺，活动有量度 …… （61）
47. 内容任选择，追求在万步 …… （61）
48. 循序加时间，渐进增步速 …… （62）
49. 用力凭感觉，自己找适度 …… （63）
50. 走向健康 …… （63）

1. 体壮须靠科学练

体能训练的科学与否直接关系部队官兵体质的强弱、训练伤发病率的高低，乃至训练质量的优劣程度。科学练是指要遵循身体训练的特点与规律，不能做违背运动规律的事，以跑代训、以考代训等盲训、偏训、漏训的错误做法严重违反科学施训的原则，导致训练伤病频发，甚至挫伤官兵体能训练的积极性。

（1）训练计划要科学。训练计划必须突出阶段性训练计划和周训练计划。阶段性训练计划是从负荷的角度来讲，整个阶段呈现由量大强度小过渡到量小强度大，这样可以保证官兵以最佳身体状态执行任务。周训练计划是体能训练计划的关键环节，目的是使身体疲劳程度降到最低。

（2）训练组织要科学。训练组织由准备活动、基本部分训练和整理活动组成。准备活动是序曲，它能充分激活相关神经肌肉和其他身体系统。如果准备活动不充分,不但会降低基本部分训练的效率,同时会增加受伤的概率。整理活动主要通过慢跑、拉伸和按摩,使身体各器官从运动状态逐步过渡到安静状态,使肌体更快地恢复。

(3)训练方法要科学。如果训练方法选择不当,设定的目标就很难达到。有些部队的长距离跑训练中,常用持续训练法,在训练一个阶段后,发现成绩怎么跑也很难提高。这时,还要采用间歇训练法和重复训练法等。间歇训练法主要是增加最大摄氧量和增强无氧能力,重复训练法主要是提高速度和无氧代谢耐受力。

(4)训练动作要科学。体能训练中的动作要符合人体最佳力学结构,越符合人体最佳力学结构,动作质量就越高。在体能训练中,往往只强调完成动作的数量而忽视了动作质量,这是造成训练伤病的原因之一。在进行体能训练时,如果动作质量出现问题就应该停止或降低难度训练。

体能训练的科学施训,对全军官兵而言都

具有现实意义,走出过往误区、纠正习惯性错误,对于提高战斗力大有裨益。

2. 训练伤的发生原因

(1) 训练前不热身。

热身目的是使肌肉、肌腱及韧带的弹性及延展性增加,关节变得灵活,内脏器官的功能得以发动,再开展后面的高强度训练就不易发生训练伤。如果不经热身而突然进行剧烈活动,很容易发生训练伤。一般性准备活动有徒手操、慢跑、体育游戏等,时间以 15 分钟左右为宜。

(2) 思想麻痹。

有些战士训练时盲目自信,在训练中自以为轻车熟路,注意力不集中,身体过于放松,导致肌肉、关节的反应能力下降,出现危险时身体反应迟钝,引发不必要的伤害。

(3) 不重视劳逸结合。

训练应当有节奏,有张有弛,才能避免因疲劳过度引起的肌肉、韧带损伤。此外,训练中可穿插一些娱乐活动，这样能放松心情，解除心理疲劳。

（4）盲目挑战极限。

有的战士在训练中急于求成，不讲科学，给自己设定过高标准，甚至盲目挑战身体极限。

（5）搞"疲劳战术"。

有的基层带兵人为在短期内提高训练成绩，搞"疲劳战""突击战"，造成战士超负荷训练，体力透支，出现"应力性骨折"等疲劳性身体损伤。

（6）对训练器材、场地维护不到位。

如高空器械松动造成摔伤，场地板结造成踝关节扭伤，战术场有玻璃、尖石造成皮肤划伤，等等。这些因训练器材、场地出现安全问题而造成训练伤的也并不鲜见。

3. 循环训练法

"循环训练法"被证明是最科学的训练方法，其关键是"循环"，即"循环中体现渐进"

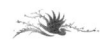

的原则。具体的军事训练方法是：在单位时间（每日或每周）内，根据训练科目负荷的大小及特点，按照小强度、大强度、小强度，上肢运动、下肢运动、上肢运动，室外操课、室内授课、室外操课的循环变化规律和模式组织实施训练。采用该模式训练可使训练量比常规量加大20%，而训练伤会明显减少。一般以每日为小循环，每周为大循环，单位循环量可精确到每2小时就变化一次。如在开展正步队列训练时，在训练1～2小时后，适当穿插投弹、射击、瞄靶等技术训练或单双杠训练，可避免因长时间单一动作重复训练导致军事训练伤的发生。

4. 训练结束后放松活动不可少

训练结束后的放松活动，其与和训练开始时的热身运动一样，都是军事训练的组成部分。

剧烈运动时肌肉、组织、血管处于高度扩张状态，如突然停止运动，肌肉迅速放松，血液大量淤积在肌肉组织内,容易发生一过性脑供血不足而晕倒,同时对心肌造成一定的损伤,甚至可能发生"重力"性休克;另外,还可造成局部肌肉组织内乳酸浓度过高,出现肌肉的酸痛。剧烈运动后的放松活动有利于肌体从训练时的紧张状态逐步放松至正常状态,使器官功能逐渐恢复到运动前水平,使肌肉、关节和各重要器官得到充分的保护。

5. 谨防过度疲劳

疲劳是军事训练后的正常生理现象。运动科学已经证明,适度疲劳对提高训练效果是有益的,但过度疲劳对身体是有害的。

人体有一个特点,就是已经疲劳的肌体在恢复工作能力时,不仅可以达到原来的水平,而且还会超过原来的水平,这种现象就是人们常说的"出一分力长一分力"。反之,一次不太累的训练,官兵能很轻松地完成,这样对肌体起不到一种强有力的刺激作用,当然收效就小。

过度疲劳则可导致注意力涣散、训练成绩下降,训练中极易发生意外损伤。预防过度疲劳的发生,重要的是遵循训练规律,严格遵守作息制度,保证足够的休息时间。

6. 警惕心理疲劳

心理疲劳是长时间从事单调、乏味的工作而引起的心理疲惫、情绪波动。表现为提不起精神,对任何事情都不感兴趣,有时甚至莫名其妙地想发火。减少心理疲劳的发生,下面几招可以尝试:

(1) 端正训练态度,激活情绪因子。心理学认为,如果没有强烈的训练动机和愿望,虽然训练和工作的强度并不大,消耗的能量也不多,但也会感到身心疲惫。因此,要想减缓这种心理疲劳,首先要充分认清军事训练的重要性,端正训练动机,激发训练内动力。

(2) 学会与人沟通,排除不良情绪。越是感觉郁闷、枯燥的时候，越需要加强与周围战友的沟通。一方面，可以从交流中获取别人好的训法经验，以更新完善自己的训练目标。另一方面，也可以借助交谈这一途径发泄自己的不良情绪。

调整训练计划，做到"张弛有度"。指挥员要注意适当地给受训对象减压，用调整训练强度和节奏的方法来调动官兵的参训热情，避免受训对象在情绪和体力上的"陡升陡降"。

7. 军事训练期间的心理放松

呼吸调节放松法最常用，通过放松自己的躯体（身体）和精神（心理），降低交感神经的活动水平，减缓肌肉紧张，消除焦虑等主观状态而获得抗应激效果。具体做法是：深呼吸一口气，快速吐气放松（亦可用力深吸一口气，使之尽量进入腹部而不要停留于胸部，慢慢把气吐出），这样循环往复，直至过度紧张反应消失为止。

想象放松是一种快速有效的深度放松技术，它通过让人想象一幅舒适、惬意或优美的画面或情景，让自己身临其境般去感受、去体会，从而达到身心放松的功能，降低焦虑，缓解疲劳。

按摩面部肌肉也能起到放松作用。按摩会对肌肉产生仿真的收缩和放松效应，缓解紧张性头痛。对眉毛、太阳穴、耳朵后部、颈部后方和肩膀上方进行按摩，这种局部的放松感会引起连锁反应，辐射到全身。

8. 训练"极点"和第二次呼吸

在长跑时，有一段时间感到特别难受，很想停下来歇歇，不想再继续运动下去了。这种现象，专业术语叫作"极点"。

在剧烈运动中出现"极点"是一种正常的生理现象，是锻炼我们意志的好机会。只要坚持下去，"极点"很快会消失。随之而来的是心跳、呼吸正常，全身轻快，动作协调，四肢有力，运动能力逐渐提高，这种现象在运动生理学上称为"第二次呼吸"。

怎样才能减轻和克服"极点"现象呢？

（1）运动前做好准备活动，在身体完全"起动"开以后再逐渐加大运动量。

（2）掌握好运动速度，速度太快易引起强烈的"极点"反应，速度太慢，又发挥不出应有的运动水平。

（3）注意呼吸节奏，通过加深呼吸使肺脏吸入较多的氧气，排出较多的二氧化碳。

9. 运动中的呼吸技巧

（1）深呼吸：缓慢地从鼻孔深吸一口气，使之充满腹部，然后全部呼出。在做伸展动作前和在做完一个动作后准备加力时，用此法呼吸可提高人们的信心，减轻压力，集中注意力。

（2）鼻呼吸：用鼻轻轻地缓慢地吸气，使之充满肺部，扩展胸腹部，以口呼气。所有动作中都可采用这种呼吸方法。

（3）轻呼吸：腹部微收，气从鼻轻轻地吸入，保持腹部收缩。此法适用于紧张的收缩运动，有益于提高运动成绩。

（4）急呼吸：深吸一口气，收腹急喷出气，再吸气。此法用于俯卧撑运动或传统的腹部运动，可有效地刺激能量爆发。

10. 怎样减少肌肉酸痛

锻炼要量力而行，讲究循序渐进，运动不要突然超过个人的能力范围。还要注意运动前有准备活动，运动后有放松活动。减少肌肉酸痛有如下几种方法：

（1）热敷。是解除酸痛的最有效的方法，对酸痛的局部肌肉进行热敷，可促进肌肉血液循环，提高新陈代谢，加速肌肉酸痛的缓解和恢复。

（2）伸展运动。可减轻酸疼。伸展肌肉可加速肌肉的放松，有助于紧张肌肉的恢复，肌肉伸展练习也可预防锻炼时肌肉拉伤。

（3）洗温水澡。如果有条件，参加军事训练活动后最好洗个温水澡。这样可以加速血液循环和新陈代谢，促进体内废物的排除，从而尽快消除疲劳。但是，大汗淋漓时不要洗冷水澡。

（4）热水泡脚。临睡前一定要用热水泡脚，以加速下肢的血液循环。此外，睡觉时把脚垫得高一些（大约和头同高），不仅能促进血液回流，还能促进睡眠，有利于消除疲劳。

（5）按摩。做完整理活动，可对某些用力的肌肉群（腿部、臀部、腰部肌肉）进行按摩，每次几分钟至半小时。对于背部肌肉，战友之间可以相互按摩。

11．长跑训练讲究科学性

部队体能训练，长跑是最基础的体能训练方式。官兵怎样训练才能跑出健康、跑出战斗力？

（1）合理安排好训练运动量。每周的长跑

次数要根据每个人的身体素质和接受能力来决定。战友们可自行通过脉搏来测定训练强度，训练时脉搏每分钟跳 180 次以上为大强度，每分钟跳 150 次左右为中等强度。

（2）做好训练前的热身活动。训练前热身可使全身血运增加、携氧能力增强，从而更好地满足身体接下来的运动需求。首先要做关节韧带拉伸活动，通过慢跑 200～400 米调动肌体内脏的适应能力，调节呼吸节奏，掌握呼吸方法。然后进行长跑的针对性准备活动：做 40～60 米的加速跑或变速跑，提高各关节的灵活性和柔韧性；进行步伐、呼吸配合练习和原地摆臂练习等。准备活动以微出汗为佳。

（3）学会正确的呼吸方法。在进行 5000 米和 3000 米跑时，由于身体能量的消耗大，对氧气的需要量增加。为了供给肌体足够的氧气，正确的呼吸方法十分重要。体能比较差的，会感到呼吸急促或胸部胀闷难受，这是换气效率低、缺氧的表现。为了改善气体交换与血液循环的条件，就要掌握跑步过程中的正确呼吸方法与节奏,可用鼻和嘴同时呼吸,呼吸的节奏应当与跑的节奏相配合。

(4)"极点"现象出现时坚持跑下去。由于氧气的供应满足不了肌肉活动的需要,跑到一定阶段时会出现胸部发闷、呼吸困难、动作无力、跑速降低或难以继续坚持跑下去的感觉,这种现象称为"极点",这是中长跑过程中的正常现象。跑的强度大,"极点"出现得就早;跑的强度小,"极点"出现得就迟。当"极点"出现时,一定要以坚强的意志跑下去,增强呼吸的深度,适当调整跑速,这样"极点"现象就会缓和。只要坚持继续跑下去,经过一段时间后,呼吸就会变得均匀,步伐重新感到轻松,不适感减轻,进而达到长跑训练的目的。

12. 运动中出现急性腹痛怎么办

(1)运动中出现急性腹痛的原因。

急性腹痛多数在中长跑时发生。主要原因是准备活动不充分,开始时运动过于剧烈,或者跑得过快，内脏功能尚未达到竞技状态，致使脏腑功能失调，引起腹痛；也有的是因运动前吃得太饱，饮水过多，以及腹部受凉，引起胃部痉挛；少数因运动时间过长或过于剧烈，使下腔静脉压力上升，引起血液回流受阻，或者因肝脾瘀血，膈肌运动异常，致使两肋部胀痛。

（2）急性腹疼的处理及预防。

①处理。如果没有器质性病变迹象，一般可采用减慢跑速，加深呼吸，按摩疼痛部位或弯腰跑一段等方法处理，这样疼痛可减轻或消失。如疼痛仍不减轻，甚至加重，就应停止运动，并口服十滴水或普鲁苯辛（每次一片），或揉按内关、足三里、大肠俞等穴位，如仍未见效，应送医院做进一步检查。

②预防。饭后一小时后才可运动；做好准备活动，运动量循序渐进，并注意呼吸节奏；运动要适当补充盐分；对于各种慢性疾病引起的腹痛应就医检查，病愈之前，应在医生和专业人士指导下进行锻炼。

13. 运动中出现骨折怎么办

骨折是指骨的完整性和连续性遭到破坏的损伤。在运动中由于方法不正确或外力的作用，时常会有骨折的情况发生，因此，骨折后的急救非常重要。

骨折的急救处理：

（1）一般处理。凡有骨折可疑的病人，均应按骨折处理，暂勿随意移动患肢，立即进行急救。首先抢救生命。对闭合伤：骨折有穿破皮肤，损伤血管、神经的危险时，应尽量减少局部的移位，然后用夹板固定。

（2）创口包扎。若骨折端已戳出创口，并已污染，但未压迫血管神经时，不应立即复位，以免将污物带进创口深处。若在包扎创口时骨折端已自行滑回创口内，须向负责医师说明，促其注意。

（3）妥善固定。这是骨折急救处理时最重要的一项，急救固定的目的有三个：①避免骨折端在搬运时移动而更多地损伤软组织、血管、神经或内脏；②骨折固定后即可止痛，有利于防止休克；③便于运输。治疗骨折的原则是复位、固定和功能锻炼。

14. 疲劳性骨折的预防

疲劳性骨折专业术语叫应力性骨折。我们知道，骨骼承受高强度力量冲击时，可发生显微镜下才能发现的微小损伤。只要经过充分休息后，这些微小损伤能很快恢复正常，而且骨骼的强度甚至超过原来。但对于军事训练来说，如果反复进行某一单项运动，骨骼的微小损伤始终无时间愈合，骨骼的柔韧性和强度就会降低，到一定时候会突然发生骨折。

疲劳性骨折一般无明显外伤，早期不易发现。当四肢某部位持续疼痛时，就要引起注意了。

● 训练时不能一味地重复某一单项科目，而应使不同的训练内容合理地穿插起来，合理编排室内授课和室外操课时间。这样，不但使身体的不同部位得到锻炼，也使不同部位得到充分休息，最终使骨骼抗冲击能力增强。

●临近关节部位疼痛和肌肉肿胀是疲劳性骨折的信号，发生后应向带队干部报告，停止训练，及时就医。

●加强身体素质的体能训练，使力量、速度、耐力、灵敏和柔韧性等全面提高，对于降低疲劳性骨折十分重要。

15. 肌肉或软组织拉伤的处理

拉伤是指在外力直接或间接作用下，肌肉或软组织过度收缩或被动拉长而导致肌纤维断裂所造成的损伤。如果在锻炼中遇到肌肉拉伤，早期治疗应该是冷敷、加压包扎、防肿、镇痛。

首先，要做冷敷，用冰块敷在患处，或将拉伤部位放入冷水中，或在自来水下冲洗，使受伤区域麻木可减轻疼痛。冷敷的同时收缩血管，限制对受伤处的供血，减轻肿胀，同时还可减轻肌肉痉挛。最好是受伤之后每两小时用一个冰袋冷敷大约 15 分钟,直到肿胀和疼痛感消失为止。

其次,冷敷后加压包扎,抬高肢体,这种方法有止血、镇痛、防肿的作用。包扎时用弹性绷带包扎,压紧受伤部位,松紧度适中,以减轻肿胀。包扎 24 小时后拆除,视伤情再做处理。

当然,要避免运动中出现拉伤,预防是最重要的。运动前要做足准备活动,准备活动可以升高体温,降低肌肉的黏滞度,放松肌肉,使肌肉达到运动所需的状态。运动中更要根据自身的情况合理安排运动量,不要盲目照搬他人的运动计划,做到量力而行。

16. 跟腱损伤的预防

跟腱是人体最大的肌腱,当人们脚跟离地用脚尖站立时,可以明显看到在脚后跟和小腿之间有一条粗壮结实、绷得很紧的肌腱,它就是跟腱。

跟腱断裂是一种较常见的运动性疾病。军事训练所致的跟腱断裂多发生于400米障碍、5公里武装越野、格斗等训练。日常体育活动，如打篮球、打羽毛球、跳绳等剧烈运动时也容易引起跟腱断裂。跟腱断裂发生时伤者往往可以听到或感觉到足跟部的"断裂"声音，伤侧足尖不能站立，并在跟骨上方出现凹陷性压痛。跟腱断裂时，大部分时候并不像想象中那样，会痛得站不起来或无法行走，因此常被误认为只是扭伤或肌肉拉伤，无关大碍。

如何判断跟腱受伤呢？脚后跟发生肿胀或者酸疼时，可以先自我检测一下，沿着肌腱往下摸，在脚跟附近会碰到一个突起，这里是跟骨后结节，如果此处压痛明显，那就很有可能是跟腱损伤了。要注意的一点是，发生跟腱受伤的48小时内只能用冷敷。如果疼痛一直没有缓和的迹象，应及早就医，通过核磁共振诊断问题出在哪里。

由于跟腱的血液供应较少，一旦发生炎症

不易愈合，因此，官兵训练中应格外注意保护跟腱部位。跑步时应小腿用力，而不是只用脚踝力量，落地时应先让前脚掌着地，以缓冲跑步时对跟腱的冲击。如在跑步时觉得跟腱疼痛，应立即停止跑步，等疼痛消失后再继续。训练结束后可适当按摩跟腱，用双手手指揉捏5分钟，再用手掌按揉。此外，在进行篮球、足球和羽毛球等剧烈运动时，还应注意以下几点：一是运动前应做好准备活动，韧带要充分拉伸；二是鞋要合脚，场地要适宜，最好是平整、有一定弹性的地面；三是运动过程中尽量避免跳跃后单脚着地或突然快跑。

17．运动性猝死的防范

运动猝死的最大特点就是患者从发病到死亡仅在几十秒、几分钟之内，猝死者心脏大都原有问题。猝死前征兆有：心绞痛，面色灰白，大汗淋漓，强烈疲乏感，心悸，呼吸困难等。

黄金4分钟：如能在4分钟内及时施救，

起死回生的机会大增。如发现有人在运动中突然意识丧失而倒地,应立即将其平卧,拍击其面颊并呼叫,同时用手触摸其颈动脉部位以确定有无搏动,若无反应且没有动脉搏动,就应立刻实施人工呼吸救治。

六点建议防猝死:

(1)不要参加力不能及的体力竞赛活动。

(2)运动前一定要做热身运动,运动后要做放松活动。切勿突然参加剧烈活动,也不能突然中止活动。

(3)运动时以即刻心率高于平时心率的70%为宜。比如,平时心跳60次/分钟,运动时最高心率不能超过105次/分钟。

(4)运动中出现不适必须停止,不要勉强坚持,并要及时就医。

(5)餐后不要立即运动,避免因肠胃需要血液而致使心脏和肌肉缺血。

(6)特别提醒,有心脏病史的一定不要向医生隐瞒病情。

运动性猝死并非由单一因素所致,而是由

强力运动、心理行为因素和潜在的心脏、主动脉结构异常等多种因素引起恶性心律失常或心脏、主动脉破裂所致,强力运动对缺乏规律性训练的年轻运动员可能促发恶性心律失常。家族中有心脏病史、脑血管意外病史或猝死病史,本人有心脏疾病史、晕厥病史、高血压、高血脂、糖尿病或冠心病家族史的要特别小心。

18. 激烈运动防"闪腰"

急性腰扭伤俗称"闪腰",部队官兵在军事训练和体育运动时,此现象的发生率较高。

如果发生急性腰扭伤,要立刻停止各种剧烈运动和训练,尽量卧床休养。休养时卧硬板床,少睡或不睡软床。软床不利于腰部肌肉和韧带功能的恢复,可能会造成二次损伤。

为了使腰部肌肉充分放松,卧床时最好在腰下垫一个薄的软枕或坐垫,也可佩戴腰围进行固定和缓冲。伤后 24 小时内要用冰袋、冰块等冷敷(外层用毛巾包裹)两三次,减少组织液渗出和肿胀。24小时后可轻轻按摩、热敷、理疗患处，做俯卧式腰肌功能锻炼，促进局部血液循环。同时，服用活血化瘀药物如舒筋活血片、云南白药等配合治疗。经上述治疗后，如果腰痛症状仍未缓解甚至加重的话，就应该到医院拍 X 光片或进行 CT 检查，排除是否并发腰椎脱出、膨出或压缩骨折等，以免延误病情。

结合诊疗实践，专家向战友们提供四种预防急性腰扭伤的办法：

（1）准备活动要充分。运动前，有意识多活动腰骶部，如前后弯腰、左右转体、仰卧起坐等等，也可轻轻拍打腰部，使肌肉、韧带得到充分舒展，必要时可相互进行按摩、搓揉。

（2）强化训练不能少。平时多进行针对性训练，如引体向上、前滚翻、后滚翻、带球上篮等，以此增强腰背肌、竖直肌等腰部肌肉的耐力。

（3）动作要领记心上。训练中，牢记动作要领可有效预防腰部扭伤或拉伤。如武装 5 公里越野时,要提前固定好背囊和战斗装具,做到松紧适度,防止急速奔跑过程中摔伤腰部;搬运重物时双下肢不要过于直立,膝关节应充分屈曲。

(4)检查监督要到位。组织高强度训练、剧烈的体育运动时,安排卫生人员携带医疗救护器材到现场进行检查监督,提醒官兵严格按动作要领进行训练和运动。

19. 消除训练疲劳的方法

(1)整理活动。整理活动是消除疲劳、促进体力恢复的一种良好方法,对其应给予足够的重视。剧烈运动后进行整理活动,可使心血管系统、呼吸系统保持在较高水平,有利于补充训练时所缺的氧气。整理活动还可使肌肉放松,避免由于局部循环障碍而影响代谢过程。整理活动应包括慢跑、呼吸体操及各肌群的伸展练习。运动后做伸展练习可消除肌肉痉挛,改善肌肉血液循环,减轻肌肉酸痛和僵硬的程度，消除局部疲劳，对预防运动损伤的发生也有较好的作用。

（2）物理疗法。按摩可以促进血液循环，加速疲劳消除及机能的恢复。负担量最大的部位应是按摩的重点。对肌肉部位以揉捏为主，交替使用按压、抖动、扣打等手法，对肌肉发达的部位可以用肘顶、用脚踩。按摩应先全身后局部，在按摩肢体时先按摩大肌肉群后按摩小肌肉群。

（3）充足睡眠。睡眠也是消除疲劳、恢复体力的好方式。睡眠时大脑皮层的兴奋过程降低，体内分解代谢处于最低水平，而合成代谢水平则相对较高，有利于体内能量的储积。就寝前要尽快使精神状态趋于平静，避免外界刺激。保持室内空气新鲜。就寝前用热水洗脚，有助于尽快入睡。

（4）合理营养。不同性质的训练项目需要不同的营养。速度性的训练项目需要较多糖、维生素 B_1、维生素 C、蛋白质和磷；耐力性的训练项目需要多供给糖以增加糖原储备，同时

还要增加维生素 B_1、维生素 C 和磷的补给；力量性的训练项目需要增加蛋白质和维生素 B_2。在运动中适时地补充有关营养物质，既能提高身体的抗疲劳能力，又能促进运动性疲劳的消除。

（5）意念活动。心理恢复主要靠意念活动，通过一定的语言暗示进行引导，使肌肉放松、心理平静，从而调节植物神经系统的机能，然后再运用带有一定愿望的暗语进行自我动员。如暗示性的睡眠休息、肌肉松弛、心理调节训练。实践证明，采用上述方法能促进身体疲劳的尽快消除，加快身体的恢复过程。

（6）调整训练。由于部队训练强度大、时间紧，官兵们难免会产生焦虑、急躁情绪，导致"心理疲劳"。有的科目长时间处在单调重复的训练中，官兵们缺乏兴趣、疲于应付，从而会产生另一种"心理疲劳"。因此，指挥员在组训时应按照循序渐进的原则制定计划，切莫急于求成，否则，将事与愿违。另外，还要注意适当地给受训对象减压，用调整训练强度和节奏的方法来调动官兵的参训热情，避免受训对象在情绪和体力上的"陡升陡降"。

（7）端正态度。要充分认清军事训练的重要性，端正训练态度，激发训练内动力。只有产生了强烈的训练动机，参训者才会在训练中精力旺盛、士气高昂，使大脑神经细胞处于兴奋状态。如果没有强烈的训练动机和愿望，虽然训练和工作的强度并不大，消耗的能量也不多，但参训者也会感到身心疲惫。

20．军人体重达标为什么重要

从 2015 年起，军人体重实行强制达标，军体训练与人事管理挂钩。身体素质对于军人的重要性不言而喻，但以《军事体育训练改革发展纲要（2015—2020 年）》（以下简称《纲要》）的形式提出严格要求尚属首次。《纲要》中提出实行军人体重强制达标，即在全军逐步推行军人体重控制计划，实行体重强制达标制度，把军人体重达标与晋职晋级晋衔挂钩，推行军事体育训练与人事管理挂钩。这就意味着，士兵考学、提干，现役军官晋职、晋级、晋衔和调动等，必须明确军事体育训练成绩标准。

按《纲要》要求，官兵体质水平全面提高。体重达标率要达到95%以上，体质健康水平大幅提高。作战部队官兵军事体育实用技能项目及格率要达到95%以上。为什么要抓军人的军事体育训练？我们知道，强军目标是新的历史条件下我们党建军治军的总方略，为军队的各项建设确立了新的起点和标准。而强军，必先强体。军事体育训练，则是提高官兵身体和心理素质的基本途径，是培育意志品质和战斗作风的有效手段，是促进人与武器装备有机结合、增强战斗技能的重要环节。加快军事体育训练改革、提高军事体育训练水平，对推进实战化军事训练、打赢信息化局部战争具有基础性作用。

21. 健康体重的判定标准

成年人的健康体重可以用体质指数来衡量，体质指数＝体重（公斤）/［身高（米）］^{2}

体质指数	体重判别
<18.5	消瘦
18.5～23.9	健康体重
24～27.9	超重
≥28	肥胖

22. 超重与肥胖

（1）超重。体重超过正常标准，体重在等于或超出标准体重的10%～20%之间为超重。超重不一定是脂肪过多，有些人肌肉发达，结实丰满，虽然超过标准体重，但不属于脂肪过多。如举重运动员，肌肉组织含水量达75%～80%，而脂肪组织含水量仅15%～30%，同等体积的肌肉组织比脂肪组织重得多,所以举重运动员常常是超重者,而体内脂肪并不多。

(2)肥胖。从医学角度看,肥胖是指脂肪细胞数量增加和脂肪细胞中脂肪储存过剩,身体脂肪过度增多,体重超过正常值的20%以上,并对健康造成严重危害的一种超体重状态。肥胖可分为单纯性肥胖和继发性肥胖两大类。

从营养学角度看,肥胖是营养过剩的表现,是由于能量的供给大于能量的消耗,作为肌体燃料的脂肪在体内过剩而储存起来的一种状态。

正常人体内有300亿到350亿个脂肪细胞,当脂肪细胞的数量和体积增多后就形成肥胖。随着体重的增加,首先脂肪细胞的体积增大,然后数量开始增多。并非一般人们认为的只是细胞体积的增大。

总之,无论是肥胖还是超重都应该引起我们的高度重视,及早进行预防和控制。

23. 产生肥胖的原因

（1）遗传因素。某些肥胖症具有一定遗传的倾向，有人曾经长期观察相同或不同环境中生活的孪生兄弟，发现孪生兄弟虽然生活在不同环境下，但同样发生肥胖，所以遗传因素是不可置疑的。

（2）营养因素。营养因素与肥胖症有密切关系，过量饮食是人和各种动物肥胖的基本原因。膳食量的大小、进食次数的多少与肥胖有直接关系。摄入的热量多于消耗的热量必定导致热量的积蓄，积蓄的后果就是脂肪堆积。

（3）运动不足。一些研究表明，成年人肥胖症有80%以上始发于儿童期，运动不足是主要原因。有人曾研究过160名男女肥胖儿，其中76%的男孩和68%的女孩属于极度不运动型。也有人研究肥胖儿童同正常儿童膳食的摄入热量，结果是大致相同，差别在于肥胖儿童存在明显的运动不足。就某种意义而言，在引发肥胖症的过程中，运动不足比多食所起的作用更大。现代人的肥胖多源于热量摄入过多，又严重运动不足所致。

（4）内分泌因素。胰岛素、类固醇、性激素的改变都可引起肥胖。胰岛素可以使食欲亢进，促使多食，热量摄入过多，造成脂肪堆积而肥胖。类固醇能改变脂肪代谢形式，具有促进脂肪组织储留的倾向。这部分人群所占比例较少，一般是病理性因素所致。

（5）精神压力。工作压力已经被证实是上班族长胖的因素之一。压力过大容易导致肾上腺皮质醇指数居高不下，胃蠕动及消化功能增强，增加人的食欲。有的人面临压力时，会想到用一些方法来转移注意力，于是"吃"成为很多人的宣泄选择。建议减肥者合理安排工作，做到劳逸结合，张弛有度。长期久坐人员，工作中能走动的时候尽量多走动，并适当加强走动频率。

24. 减肥方法有哪些

第一种方法是控制饮食。就是根据身体能量的消耗量，制订合理的饮食计划，既达到减肥的目的，又保证身体的健康。单纯节食的办法确实也能减轻体重，但研究证明，在所丧失的体重中，非脂肪组织丧失占65%，而脂肪组织丧失仅占35%。单纯的节食方法不可取，应配合适量的运动。

第二种方法是把健身活动和适当节食两者结合来进行。采用以健身活动为主，而适当控制饮食（或节食），以减轻体重、消除脂肪和增长肌肉，是目前世界公认的比较理想的减肥方法。

第三种方法是药物减肥。现在较常用的减肥药有以下几种：①作用于中枢神经系统而有抑制食欲作用的药物——苯丙胺及其衍生物，作用于丘脑下部时可抑制食欲中枢。②增加热量产生的药物，常见的是甲状腺激素。③减少或延缓胃肠道吸收的药物。目前临床上应用的有双胍类药物，如降糖灵、二甲双胍等。一般来讲，药物减肥不可取，有比较多的副作用。药物减肥只用于极度肥胖的病人，且在医生的指导下治疗使用。

第四种方法是外科手术方法。手术减肥目前有吸脂减肥法、缩胃减肥术等，均有其适应症和禁忌症。

25．运动减肥有哪些好处

运动减肥好处很多，除了可以达到燃烧脂肪的目的外，还能改善心血管系统功能，促进心输出量和肺通气量的提高，改善身体素质，增进健康。具体如下：

（1）增加能量消耗。人体运动可以增加能量消耗，使消耗的能量大于摄入的能量，实现机体能量代谢的负平衡。

（2）抑制食欲。运动过程中大量的血液供应肌肉工作，胃肠道的血液供应相应减少，抑制了胃肠道的消化吸收活动，食物吸收的量相应会减少。同时也起到抑制食欲的作用。

（3）降低血压，提高心肺功能。长期、有规律的运动，可以降低人体安静时的血压，降低血清胆固醇的水平，提高心血管系统的功能。

（4）缓解精神压力，改善心理状态。运动过程会给人带来快感，产生愉悦的情感体验。

（5）防止减肥过程中瘦体重的减少。减肥的目的是减脂肪，而不是减肌肉。过度地控制饮食，在脂肪减少的同时，也造成肌肉等瘦体重成分减少。运动减肥，既可减少脂肪，又可避免肌肉等瘦体重成分的丢失。

（6）运动还有助于降低肥胖者的血脂。由于肥胖者中，脂质异常症的发病率极高，故通过运动降低血脂就显得更有意义。很多研究表明，运动可使血中胆固醇和甘油三酯的含量降低，这有利于减少冠心病等发病的危险。

（7）运动可使肌肉等组织对胰岛素的敏感性增加，增强肌肉的柔韧性，并能增加骨基质和骨钙含量，进而增加骨骼强度，降低骨折发生的几率。

26. 有氧运动是最有效的减肥运动

什么是有氧运动呢？我们把长时间、中低运动强度的锻炼形式，称为有氧运动。它主要通过脂肪代谢，消耗体内脂肪从而达到减肥瘦身的目的。

根据运动时能量代谢的生化原理，短时间、高强度的无氧运动锻炼形式，消耗的是大量肌糖原和肝糖原，所以不能起到减肥瘦身的效果。强度太小的运动，如散步、家务活动等，由于总运动量很小，无法消耗储存的脂肪，也达不到减肥的目的。

研究发现，有氧运动对减肥最为有效，若运动时，心率保持在130次/分钟左右，运动时间达到40分钟以上，效果更好。

27. 运动减肥应该知道的事项

（1）运动减肥前应该知道：跑步、游泳等有氧运动最有效。持续运动40分钟以上，脂肪才会开始燃烧。运动前进行10分钟热身能够更好地保护自己。

（2）如何知道运动是否适量：运动后可以说话，可以唱歌＝运动量不够；运动后可以说话、唱不出歌＝运动适量；运动后说不出话、唱不出歌＝运动超量

（3）运动后还应该注意：运动后胃肠血管收缩，30分钟内不能进食。运动后机体呈酸性，应多吃蔬果类等碱性食品。运动后不能大量饮水，水温应控制在8～14℃。

28. 运动减肥的注意事项

运动虽然可以强壮体魄、降脂减肥，但运动减肥时应注意以下几点：

（1）因人而易。减肥者运动前一定要进行身体检查，如患有严重的冠心病、高血压和肝炎、肾炎等病，不应进行较大量的体育活动，要先治疗疾病，并选择行走、打太极拳等和缓适宜的项目进行锻炼。

（2）循序渐进。肥胖者平时缺乏体育锻炼，心肺功能和骨关节的灵活性都比较差，因此不宜一开始就进行大负荷运动，运动量应循序渐进，逐步增加，一般需要2～4周适应过程。

（3）准备充分。每次锻炼前应做一些准备活动。如活动上下肢、腰部，使踝关节、腿部肌肉和肌健充分活动开，肺的气体交换增加，心脏输出的血液增多，以避免肌肉、韧带拉伤和心悸气短。

（4）活动适量。运动量太小，达不到减肥目的，运动量过大则会出现副作用。一般来说，运动量以中等强度为宜。运动后脉搏数，青年人以每分钟不超过150次为宜，老年人以每分钟不超过110次为宜。运动时以是否出现头晕、恶心、呕吐、脸色苍白等症状来作为是否过量的判断标准。运动后以肌肉不酸痛，睡眠、食欲无异常为宜。如果出现头痛、食欲不佳、失眠等症状，则说明运动过量。

（5）锻炼后放松。放松活动又叫整理活动。每次运动结束后或运动间歇，做些走动、慢跑、深呼吸等节奏缓慢的练习，使心脏、呼吸、血压等尽快从运动状态恢复到正常状态。

（6）持之以恒。体育锻炼一定要坚持如一，不能想练就练，不想练就不练，练练停停无益于减肥与健康。

（7）其他注意事项。适量补水、着衣适宜、地点适宜、项目适宜、运动后不要马上洗澡。

29. 全民健身上升为国家战略

慢性病已经成为中国人民健康的主要威胁，身体活动水平不足是其主要危险因素之一。为应对这一状况，国家卫计委于 2014 年发布了

《中国成人身体活动指南》，该指南的核心是5项身体活动建议：

（1）每日进行6～10千米快步走或等量身体活动。

（2）经常进行中等强度的有氧运动。

（3）积极参加各种体育和娱乐活动。

（4）维持和提高肌肉关节功能。

（5）日常生活"少静多动"。

30. 适量运动好处多

运动不仅有助于保持健康体重，还能够降低患高血压、中风、冠心病、2型糖尿病、结肠癌、乳腺癌和骨质疏松等慢性疾病的风险；同时还有助于调节心理平衡，有效消除压力，缓解抑郁和焦虑症状，改善睡眠。目前我国大多数成年人体力活动不足或缺乏体育锻炼，应改变久坐少动的不良生活方式，养成天天运动的习惯，坚持每天多做一些增加能量消耗的活动。

当你的肌肉用力收缩时,你的心跳和呼吸加快,心肺功能得到锻炼;能量消耗增加,燃烧更多的糖和脂肪;骨骼和肌肉变得更加强壮,关节的柔韧性和灵活性得以加强,新陈代谢活动加快。经常参加消耗体力的活动,会使你的心情好、得病少、身体壮、寿命长,发生心血管病、糖尿病和肿瘤的风险减少两三成。

31. 有氧运动和无氧运动

有氧运动是指人体在氧气充分供应的情况下进行的体育锻炼。也就是说,在运动过程中,人体吸入的氧气与需求相等,达到生理上的平衡状态。有氧运动过程中有充分的氧气供给,肌肉运动的能量来源是糖和脂肪的有氧氧化,运动过程中或结束后没有大量的乳酸堆积。

无氧运动是指肌肉在"缺氧"的状态下高速剧烈的运动。无氧运动大部分是负荷强度高、时间短的运动,所以很难长时间持续,而且疲劳消除的时间也长。无氧运动的最大特征是:

运动时氧气的摄取量非常低。由于速度过快及爆发力过猛，人体内的糖分来不及经过氧化分解，而不得不依靠糖的无氧酵解提供能量，因此称为"无氧供能"。这种运动会在肌肉中产生过多的乳酸，导致肌肉疲劳，运动后会感到肌肉酸痛。常见的无氧运动项目有：短跑、举重、投掷、跳高、跳远、拔河、肌力训练等。

32. 有氧运动对心血管功能的益处

有氧运动对心血管功能的有益作用主要体现在以下几个方面：

（1）改变循环系统的状况，降低患心血管疾病的几率。

（2）改善冠状动脉的循环，让心肌更强健。

（3）增加血液的携氧量，增加大脑的供氧量。

（4）减少血液中的低密度脂蛋白（LDL）。

（5）增加具有保护力的高密度脂蛋白

（HDL）。

（6）维持血管弹性及通畅度，降低血压。

（7）强化呼吸系统，增强肺泡微血管血容量。

（8）日常生活、工作中不易疲劳。

33. 心率与运动强度的关系

运动强度，是指身体练习对人体生理刺激的程度，是构成运动量的因素之一。评价运动强度的指标有最大摄氧量、心率。运动强度和心率之间有紧密的关系，心率是评价运动强度最常用的指标。

在正常情况下，每个健康人在运动时能达到的最大心率是相对稳定的，按照年龄可以大概估算出来。方法是用220减去自己的年龄，得出的就是自己最大心率的估计值。

根据运动者最大心率的百分率，运动强度可以分为5个区：①50%～60%为恢复区；轻度运动，可用于热身和训练中及训练后的恢复。

②60%～70%为低强度有氧区：中度有氧运动，运动能量来源以体内脂肪为主，能有效减肥。③70%～80%为高强度有氧区：较强有氧运动，肌肉内糖原大量分解消耗。④80%～90%为无氧区：大部分肌肉处于无氧供能状态，乳酸大量堆积。⑤90%～100%为极限区：个人运动极限会对身体系统造成严重冲击，此强度一般适用于专业运动员训练，体育爱好者在此强度下锻炼要十分谨慎。

34．超强度运动对身体的危害

首先，一般来说，超强度运动无益于身体健康，这是由于在运动时心脏代偿的舒张期缩短，心跳和呼吸频率就显著加快，这时体内氧和能量减少，代谢产物增多。新陈代谢离不开环境，肌体所处的环境称之为外环境，细胞所处的环境称之为内环境。内环境的稳定是人体内组织细胞生存的根本条件。所以超强运动时刻在干扰内环境的稳态，这一不良刺激破坏了人体固有的生理平衡，导致超生理的心身应激，自我更新匮乏，调控失衡产生潜在损伤。

其次，据运动医学专家研究表明，激烈的、长时间的运动，会令身体分泌一种类似鸦片、有麻醉作用的物质，称为氨多酚。它可使人在运动中感觉不到痛苦，尤其会失去心脏病发作的前奏感——胸部剧痛。故常有长跑者昏倒或心脏病发作的情况发生。另外，免疫系统的淋巴细胞也会在氨多酚产生过多时失去抵御外来病毒的作用，引起免疫功能失调。

最后，超强度和超量运动会产生许多对身体的组织和肌肉破坏性很大的氧自由基，造成血浆内锌与铁的降低及流失，使体内矿物质含量失去平衡。剧烈运动还会使心跳加快、血压升高，使运动中心脏病发作的危险性大大增加。

35. 如何进行肌肉力量练习

力量训练让肌肉变得强壮结实、身材完美、增加热量消耗、重新找回自信。但进行力量训练还有很多地方需要大家认真对待和了解清楚。

力量练习要求肌肉或肌肉群所承受的负重阻力不断增加,以至接近本人的最大阻力。在负重训练过程中,需逐渐增加训练负重,突破原有的平衡,使肌体产生新的适应,要求遵守循序渐进的原则。力量的增长是一个长期而缓慢的过程。在力量练习初期,肌肉力量体积增长较为明显,但在以后的一段时间内,再提高就变得相对难一些了。力量训练要想取得理想效果,就需要坚持长期不懈的努力,持之以恒。力量练习的过程中应该注重身体部位的针对性、练习动作的正确性与练习方法的专业性。

肌肉力量练习的重要方法:大重量、低次数、多组数、长位移、慢速度、高密度、念动一致、顶峰收缩、持续紧张、组间放松、多练大肌群、训练后多进食蛋白质类食物、休息48小时后再进行下次练习。

在进行肌肉力量练习时要注意的事项:

(1) 首先要得到医生的允许。很多急性疾病、冠心病等是不能进行力量训练的。

（2）最好在经过严格培训的教练员的指导和保护下，在指定的健身场所进行锻炼。

（3）年龄、性别、训练水平、身体状况不同，其训练计划的差别也很大，要注意适度锻炼。

（4）适量负荷。负荷大小由运动种类、运动次数、运动强度和运动的间隔时间所决定。它们之间的组成比例不同，其效果也不同。要注意负荷的量度，没必要无限制地增加。

（5）要注意进行全身肌肉的锻炼。最好在专业人员的指导下进行全身部位的练习。练习的部位要先进行大肌肉群练习，后进行小肌肉群的练习。

36. 力量练习对健康有何益处

（1）力量练习能够使肌肉发达，有助于改变人体成分中脂肪的比例。肌肉组织每天消耗的热量要比脂肪组织高出 15 倍，即使在我们休息时也是如此。没有什么方式能够比得上肌肉更能提高身体的新陈代谢率了,因而为了健美的身材,力量训练是最佳选择。

(2)力量练习对于心脏的健康也十分有益。参加力量练习不但能够使骨骼肌发达,而且使心肌变得更加强健,心室舒张时血液的灌注量也得以明显提高,故在从事等量负荷的锻炼时,心脏的工作显得较为轻松。这就充分说明了为何许多运动员的心率较常人要低得多,有时在50多次/分钟。

(3)力量练习能够保护关节与腰背。肌肉的力量越大,在负重时意味着给关节与结缔组织造成的压力就越小,因此这对于保护关节免于受损具有十分重要的意义。

(4)力量练习能够改善外在形象。线条分明、结实的肌肉能够使你的形体显得更健美,而松垂的赘肉则使人显得邋遢臃肿。所以说,力量锻炼是形体健美、改善自我形象的最好健身方式。

(5)力量练习有益于心理健康。发达的肌肉不但使人感到精力充沛,而且令人更加自信,从而对生活与事业抱有更大的热情，态度更加积极。

（6）力量练习意味着健康活泼的生活方式。要想获得健美的肌肉，就必须动起来，整日坐在电视机与电脑前只会使肌肉萎缩，并且使意志变颓废。因而，动起来，不但能增长肌肉，还能够获得健康活泼的生活方式。

（7）力量练习有助于对抗自由基，保持青春。研究发现，经常进行力量训练的人，与整日坐着不动的人相比，显著减轻了自由基对身体的损伤。这对于预防疾病与延缓人体的老化都具有重要作用。

（8）力量练习能够促进骨骼的健康，防止骨质疏松，并能预防因骨骼脆弱而导致骨折的发生。

37．如何进行耐力练习

（1）综合练习。综合练习是由几种不同的锻炼内容组成的。如第一天是跑步，第二天为游泳，第三天是骑自行车。综合练习的一个优点就是避免日复一日地进行同一种练习的枯燥感，并且可以防止身体同一部位的过度使用。

（2）持续练习。持续练习是指长时间、长距离、慢节奏和中等强度（最大心率约70%）的锻炼，也是一种最受欢迎的心肺锻炼方法。渐进阶段，如果运动强度不增加，锻炼者就能轻松地完成身体练习。在不受伤的情况下，一次锻炼时间可持续40～60分钟。同较大强度的运动相比，持续练习引起受伤的可能性较小。

（3）间歇练习。间歇练习是指重复进行强度、时间、距离和间隔时间都较固定的锻炼方法。练习持续的时间各不相同，但一般为1～5分钟。每次练习后有一休息期，休息期的时间与练习时间相等或稍长于练习时间。

耐力练习对心肺功能的影响：

（1）首先，锻炼使心搏有力，每分钟心输出量增加，心肌的微循环得到改善；其次，长期锻炼能使心脏的重量、容积增大，安静时的心率变缓，心肌的室壁增厚，使其每次收缩变得强韧有力。

（2）锻炼时呼吸肌（膈肌、肋间外肌和肋间内肌）和呼吸辅助肌得到了锻炼，特别是膈肌的上下运动幅度增长，运动时肌肉活动产生的二氧化碳刺激了人体的呼吸中枢，使呼吸频率加快，肺容量加大。

38. 运动前要做好充分的准备活动

运动前的准备活动有以下好处：

（1）提高肌肉温度，克服肌肉黏滞性，预防运动损伤的发生。肌肉黏滞性简单来说就是指肌肉收缩的时候产生的阻力，与温度成反比，体温升高时，肌肉黏滞性小，肌肉收缩速度快，力量大。体育运动前进行一定强度的准备活动，可使肌肉的代谢过程加强，肌肉温度升高，这样既可以使肌肉不发僵，还可以增加肌肉、韧带的伸展性和弹性，减少由于肌肉剧烈收缩造成的运动损伤。而且在活动过程中可以将肌肉拉长，从而增加肌肉的柔韧性，使关节活动幅

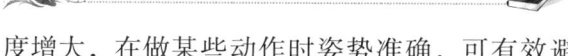

度增大,在做某些动作时姿势准确,可有效避免运动伤害。

(2)提高内脏器官的机能水平,以适应身体运动的需要。适当的准备活动可在一定程度上预先"动员"内脏器官的功能,使开始运动时就达到较高的水平,克服其生理惰性,这样可以减轻由于内脏器官不适应所造成的不舒服感觉。

(3)提高神经系统兴奋性。运动前进行充分的准备活动可使大脑皮质处于最佳的兴奋状态,这样投身于体育运动之中,可达到事半功倍的效果。

39. 健身运动量和强度要逐渐增加

体育锻炼时运动量不同,在人体内发生的变化也不同。例如,在中等强度活动时,脉搏频率为每分钟 120～140 次,在激烈运动时可达 180 次甚至 200 次。此时对于运动器官和内脏器官的影响是非常大的,可使血压升高,呼吸加快加深，血液重新分配，代谢作用增强。要达到这些要求则需要一定时间的适应过程。运动量的逐渐加大，可以使肌体的适应过程逐渐提高，使运动器官和内脏器官的活动很好地协调起来。

另外，人体各器官系统的机能对所进行的运动，必须具备必要的适应能力，使负荷不断增加而逐步得到加强。运动量不可能经过短时间的锻炼而增加很多，当人体还不具备参加大运动量训练的条件时就去参加激烈的运动和比赛，那么身体肯定是承受不了的。

因此，在进行体育锻炼时，活动量和强度也要遵守循序渐进的原则。

40. 健身要保持足够的锻炼时间

有研究发现，每周锻炼次数高于3次的人群中，每次锻炼时间相对较长的人群，体质评价优秀率高，不合格率低，总体体质水平优于每次锻炼时间相对较少的人群。因此在一定运动负荷强度下，适当延长锻炼时间应该说也是一种很好的增强体质方式，但要因人而异。对于锻炼时间的控制，不同年龄段的人一定要有所区别。一般 20～39 岁年龄段的年轻人每次运动时间不必过于限制。在循序渐进地提高运动强度的情况下，每次运动时间应控制在 30 分钟到 1 小时，这样既可以有效地改善肺功能和心血管系统功能，还可以提高韧带的弹性和韧性，同时也能更好地促进代谢。如果每次锻炼时间太短，就达不到健身的效果。

41．进行健身活动的原则

为保证良好的锻炼效果，进行健身活动应该遵循以下五条原则：

（1）循序渐进原则。

进行体育锻炼时，应当根据自身的条件，在运动量上应从小到大，技术动作应从简单到复杂，逐渐进行。

（2）全面发展原则。

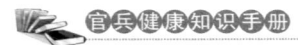

进行体育锻炼,应注意全身的协调发展,而不是针对某一部位进行锻炼,以免由于单一的体育锻炼造成身体的畸形发展。

(3) 区别对待原则。

进行体育锻炼,应该根据每个锻炼者的实际情况做到区别对待,使体育锻炼更具有针对性。应做到以下几点:①不同的年龄段的官兵应该选择不同的体育锻炼项目。年纪略大者可进行一些活动量相对平稳的慢跑、太极拳等项目的体育锻炼,以减少运动损伤。年轻人可进行对抗性强、运动较剧烈的球类运动、爬山比赛等,以增加对体育锻炼的兴趣。②不同性别的体育锻炼项目也有所不同。男子可进行一些体现阳刚之气的举重、拳击等体育锻炼,女子则可练习健美操、健美舞等柔韧性运动项目。③根据身体情况选择体育锻炼项目。对从事康复体育锻炼的人来说,体育活动量一般不要过大,其体育锻炼的主要目的是恢复身体机能,或使身体机能不致过分下降。对于一些有特殊慢性疾病的人,要有针对性地选择适合自己身体的体育锻炼项目。

（4）经常性原则。

只有经常有规律地进行体育锻炼，才能收到明显的锻炼效果。具体来说，经常参加体育锻炼应注意以下几个问题：①参加体育锻炼应持之以恒，活动的内容和项目可以更换，但锻炼不能停止。②制订锻炼计划，并按照计划坚持锻炼，做到有计划、有规律地参加体育锻炼。③当外界条件不允许在室外进行锻炼时，可改在室内进行。暂时地变换锻炼内容，不会对锻炼效果造成太大的影响。

（5）安全性原则。

伤害事故是体育锻炼中常见的。因此，为了保证体育锻炼的安全，锻炼者应做到几点：①体育锻炼前做好充分的准备活动，使各关节都活动开，再加大运动量。②体育锻炼中要全身心投入，体育锻炼过程中严肃对待，不要开玩笑，因为有时稍不注意，就可能出现运动损伤。③选择较好的运动场地，防止意外事故的发生。④有生理缺陷和疾病的人群，在体育锻炼时应注意控制运动量。

42. 俯卧撑——体质好坏放大镜

俯卧撑是一个人体质好坏的放大镜。如果一个35～40岁的男人,完成不了19个俯卧撑,其体质就属于中下游水平。俯卧撑的好处,在于能锻炼到腰腹部为主的全身各肌肉群。

俯卧撑的动作要领:人俯撑在地上,前脚掌支地,身体绷直,双手相距比肩稍宽,然后屈伸肘关节,以手臂力量带动身体一起一伏。做俯卧撑之前一定要先热身3个关节,即肩关节、肘关节、腕关节,因为它们受到的压力很大,容易受伤。

43. 平板支撑——最流行的无器械运动

平板支撑是近年最风靡的运动,晒平板支撑时间成了不少人每天的必修课。它的作用与俯卧撑相似,可以很好地锻炼核心肌肉群,提高身体平衡能力。

平板支撑的动作一定要规范,否则可能引起颈椎损伤。其动作要领是:俯卧,两肘支撑于地面,且距离与肩同宽,两脚尖并拢,上臂与躯干努力保持90°,尽量让头、肩、腰、腿和臀部保持在同一平面上,髋关节不能下落或向身体两侧倾斜。做平板支撑一定要量力而行、循序渐进。可以分成4~6组进行练习,每组做20~30秒,中间休息20秒。有腰椎盘突出、高血压、心脏病的人,慎重选择。

44. 蹲起——缓解头晕眼花

蹲起能锻炼交感神经,可以在一定程度上缓解头晕、眼花的小毛病。坚持负重深蹲,可以锻炼盆地肌及下半身肌肉群。

负重深蹲的具体做法是:双手握哑铃,挺直腰板,双脚同肩宽,屈膝慢慢下蹲至大腿与地面平行或比膝盖稍低的位置,并保持膝关节与脚尖方向一致，不内收和外展。每次下蹲2～3秒，保持静止5～10秒，蹲起2秒。体质欠佳者勿盲目追求次数，以免损伤肌肉。

45. 仰卧起坐——少得妇科病

研究发现，长期做仰卧起坐的女性，妇科病发病率下降一半以上。这是因为做仰卧起坐时能锻炼腹股沟，那里有许多毛细血管和穴位，运动能加速血液流动，从而缓解妇科疾病。此外，仰卧起坐还能拉伸背部肌肉、韧带和脊椎，收紧腹部肌肉。

女性做仰卧起坐要抓住以下要点：①双手不抱头，虚放在耳边，这就需要腰腹肌肉更加用力；②双腿屈膝且越紧越好，以便腹股沟、盆腔部位的肌肉得到更好的锻炼；③贵在坚持，每天做3组，每组10个，每组间休息2分钟。做时不宜过猛过快，脊椎有问题或出现骨质疏松的人，应在医生指导下做。

46. 千步是把尺，活动有量度

每天的运动可以分为两部分：一部分是包括工作、出行和家务这些日常生活中消耗较多体力的活动，另一部分是体育锻炼活动。运动锻炼应量力而行，体质差的人可以少一点活动量；体质好的人，可以增加运动强度和运动量。根据能量消耗量，骑车、跑步、游戏、打球、健身器械练习等活动都可以转换为相当于走1千步的时间。

小提示：千步为尺是指以日常生活中的中等速度步行，走1千步大约需要10分钟，每小时大约能走4公里，能量消耗增加2倍，60公斤体重的成人走1千步约消耗能量32千卡。

47. 内容任选择，追求在万步

1万步并非适合作为每个人的目标，日常活动少和体质差者可以选择4千步或6千步的目标。相当于一万步的活动量可以通过三方面的活动达到目标，包括：①日常活动和工作中的活动；②步行或骑自行车出行往来；③运动锻炼。生活活动、出行和运动都消耗能量，其中达到中等强度的活动可以互补。工作中活动机会少，上下班可以想办法多走几步；每天开车上班赶时间，则可以找业余时间锻炼。

48. 循序加时间，渐进增步速

如果你平常体力活动很少，开始锻炼时，可以设定一个较低水平的目标，如每天 15～20 分钟的活动或 2 千步的活动量，选择使你感觉轻松或有点用力的强度，以及你习惯或方便的内容，如步行、骑自行车等。给自己足够的时间适应活动量的变化，再逐渐增加活动强度和时间。在你锻炼一段时间后，同样的用力，你可以走得更快，说明你的体质在增强，这时，适合你锻炼的强度也在增加。这时可以有一个更高的目标，你的健康会因此受益更多。

49. 用力凭感觉，自己找适度

每个人体质不同，所能承受的运动负荷也不同，找到适合自己的活动强度和活动量，锻炼才会更加安全有效。想更有效地促进健康需要进行中等强度的活动，如快走、上楼、擦地等，每次活动应在 1 千步活动量或 10 分钟以上。根据自己的感觉判断运动强度，中等强度活动时，你会感觉到心跳和呼吸加快；用力但不吃力；可以随着呼吸的节奏连续说话，但不能唱歌。

50. 走向健康

步行是最普遍的运动锻炼形式。有关步行促进健康和预防疾病的研究最多，坚持步行锻炼可以降低发生心脏病、脑卒中、糖尿病、肿瘤等多种慢性疾病的风险；有助于保持健康的体重、缓解抑郁情绪和精神压力、改善老年人的生存质量；还可以帮助糖尿病和高血压病人控制血糖和血压。

不论是为了锻炼去步行还是生活当中出行往来过程中的步行都有保健作用。走得快，可以获得更大的健康促进效益，慢一点的中速步行对健康也有好处。走路的速度因人而异，老年人的快速步行可以只相当于年轻人的中速步行。体质好的人可以走得更快，体质差的人走得相对慢一点。步行的快慢不取决于和他人速度的对比，用力程度的感觉告诉你走的快慢。快速的步行，相当于中等强度的有氧运动，感觉很用力，但是不吃力，能够坚持10分钟以上。这样走几分钟，全身会感觉发热，可以有汗出来，心跳呼吸加快，但是没有气短和力不从心的感觉。

选择平整的道路、以自己习惯的姿势步行最安全。步行当中自然地摆起双臂，有助于保持平衡，锻炼效果更好。

本套书系军队指令性专项课题的分项研究内容,课题总负责人为第三军医大学军事预防医学院糜漫天教授。

官兵健康知识手册

合理营养与饮食卫生

《官兵健康知识手册》编委会 编著

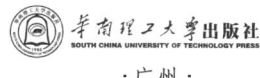

华南理工大学出版社

·广州·

本书编委会

主　　　审：刘乐斌
编委主任：李权超　于　泱
主　　　编：刘戟环　曾　岚
副 主 编：丁　魁　许志伟　曾　婷
编　　委：胡　艳　高　珊　李文华
　　　　　　张　虹　李　颖　李　欣

前　言

古语有云：健者，强有力也；康者，通畅也。意思是说，健康是一种在生理、心理和环境适应上的完好状态。军人的身心健康关系到部队战斗力的生成，新的历史条件下，虽然战争形态、作战样式和战场环境发生了深刻变化，但"军无百疾，是谓必胜"的基本规律没有变。因此，预防疾病、维护健康是保障战争胜利的重要前提。根据新形势下部队卫生工作的要求，我们在总结近年来为部队开展心理卫生服务经验的基础上，以通俗易懂的语言，向广大官兵进行相关健康知识的宣传，以期让广大官兵自己

掌握健康的相关知识和技能，降低疾病及训练伤的发生，实现官兵自我健康管理、自我疾病预防，提高官兵自我健康维护能力和健康素养。

本书内容紧密结合部队基层官兵健康需求及部队官兵的实际情况，具有较强的实用性和指导性。本书作者来自不同单位：刘戟环、曾岚、曾婷、胡艳、高珊、李文华、张虹（广州军区疾病预防控制中心）、丁魁（69245部队31分队）、许志伟（沈阳军区疾病预防控制中心）、李颖（南部战区空军越秀山干休所）、李欣（中部战区陆军第54集团军71352部队）。由于我们的知识水平和能力有限，错漏之处在所难免，恳请各位首长、专家学者和广大官兵批评指正。

本书由第三军医大学军事预防医学

院糜漫天教授牵头的"中国军人通用健康标准及其实施路径研究"课题组组织军内相关学者编写，对所有参与、支持、关心课题研究和本书编写出版的官兵、同仁，在此表示衷心的感谢！

编者

2016 年 3 月

目 录

1. 合理膳食在平衡 …………………………………（1）
2. 食物多样化指的是什么 …………………………（2）
3. 谷类为主，粗细搭配 ……………………………（3）
4. 每天摄入足量膳食纤维 …………………………（4）
5. 主食选择也讲究科学 ……………………………（5）
6. 蔬菜八两好，奶、豆天天有 ……………………（6）
7. 果蔬对健康的益处 ………………………………（8）
8. 选择蔬菜有讲究 …………………………………（9）
9. 蔬菜怎么吃才更健康 ……………………………（10）
10. 蔬菜与水果不能相互替代 ………………………（11）
11. 走出水果食用误区 ………………………………（12）
12. 牛奶、豆浆的营养价值 …………………………（14）
13. 土豆营养丰富 ……………………………………（15）
14. 吃土豆烹饪方法很重要 …………………………（17）
15. 动物性食物的营养价值 …………………………（19）
16. 多吃白肉少吃红肉 ………………………………（20）
17. 野生动物的营养价值会更高吗 …………………（21）
18. 食用动物内脏好不好 ……………………………（21）

19. 醋的八大功能 …………………………（22）
20. 怎样科学吃鸡蛋 …………………………（23）
21. 几种不健康的饮食习惯 …………………（24）
22. 不生吃不符合卫生标准的鱼生 …………（26）
23. 用好食用油，健康常相伴 ………………（28）
24. 控制用量，忌摄取过量油脂 ……………（29）
25. 食用油把好采购关 ………………………（30）
26. 饮食要清淡少盐 …………………………（32）
27. 如何减少食盐摄入量 ……………………（33）
28. 早餐没有食欲怎么办 ……………………（34）
29. 喝粥也要分人 ……………………………（34）
30. 如何食用坚果 ……………………………（36）
31. 泡面虽香，少吃为好 ……………………（38）
32. 购买新鲜卫生的食物 ……………………（40）
33. 熏制、腌制、酱制食品不宜多吃 ………（41）
34. 适量饮用红酒有益处 ……………………（42）
35. 大蒜不能治腹泻 …………………………（45）
36. 夏天哪些食物要放冰箱 …………………（46）
37. 炎夏宜常吃绿豆 …………………………（47）
38. 酸、碱性食物的说法没有科学依据 …（49）
39. 喝能量饮料应谨慎 ………………………（50）

40. 训练中和训练后不宜大量饮水……（51）
41. 肥胖对健康的影响……（52）
42. 怎样预防肥胖……（54）
43. 怎样理解食不过量……（55）
44. 主食吃得越少越瘦吗……（55）
45. 减肥是项综合工程……（56）
46. 少吃一两口，多动十五分……（57）
47. 注意饮食和饮水卫生……（58）
48. 在外就餐千万别用这种餐巾……（59）
49. 在外就餐注意饮食卫生与安全……（60）
50. 肠道传染病的预防……（62）
51. 食物中毒的预防……（64）
52. 细菌性食物中毒……（64）
53. 化学性食物中毒……（66）
54. 四季豆中毒……（68）
55. 生豆浆中毒……（69）
56. 河豚鱼中毒……（69）
57. 毒蕈（有毒蘑菇）中毒……（70）
58. 蓖麻籽中毒……（71）
59. 马桑果……（72）

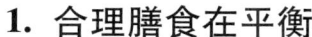

1. 合理膳食在平衡

　　人类需要多种多样的食物，不同食物各有其营养优势，食物没有好坏之分，但如何选择食物的种类和数量来搭配膳食却存在着合理与否的问题。在这里，量的概念十分重要。比如说肥肉，其主要营养成分是脂肪，还含有胆固醇，对于能量不足或者能量需求较大的人来说是一种很好的提供能量的食物，但对于能量已过剩的人来说是不应选择的食物。正是因为人体必需的营养素有30多种，而各种营养素的需要量又各不相同，因此必须由多种食物合理搭配才能组成平衡膳食，即从食物中获取营养成分的种类和数量应能满足人体的需要而又不过量，使蛋白质、脂肪和碳水化合物提供的能量比例适宜。

2. 食物多样化指的是什么

食物各有其营养优势,如何选择不同种类和数量的食物来搭配出合理膳食是一个科学的问题。比如说肥肉,其主要营养成分是脂肪,还含有胆固醇,对于能量不足或者能量需求较大的人来说是一种很好的能量来源,但对于已能量过剩的人来说是不应选择的食物。因此,合理营养就是平衡膳食。平衡膳食必须由多种食物组成才能满足人体对各种营养的需求。多种食物应该包括以下五类:

(1) 谷类及薯类——米、面、杂粮、土豆、红薯等。

(2) 动物性食物——包括鱼、蛋、肉、奶、虾等。

(3) 豆类和坚果——包括大豆、豆制品、花生、核桃、杏仁等。

(4) 蔬菜、水果和菌藻类。

(5) 纯能量食物——烹调油、食糖、酒

类等。

3. 以谷类为主，粗细搭配

谷类食物是大多数国家传统膳食的主体。以谷类为主的膳食模式既可提供经济而充足的能量，又可避免摄入过多的脂肪及含脂肪较高的动物性食物，有利于预防相关慢性疾病的发生。一般成年人每天应摄入谷类食物250～400克。

粗细搭配有两个意思，一是指适当多吃一些粗粮，二是指适当增加一些加工精度低的米面。传统的粗粮是指相对于大米、白面这些细粮以外的谷类以及杂豆，包括小米、高粱、玉米、荞麦、燕麦、薏米、红小豆、绿豆、芸豆等。适当多吃粗粮可以获得丰富的膳食纤维，膳食纤维可以在胃中吸水膨胀而维持饱腹感，在小肠通过吸附作用减少对脂肪、胆固醇以及食物中有害物质的吸收，还可在大肠润滑肠道并增加排便量。因此，膳食纤维可以预防糖尿病、冠心病、痛风、脑卒中、肠癌和便秘的发生，而且还可以帮助控制体重。

4. 每天摄入足量膳食纤维

膳食纤维是一种重要的非营养素，是人体消化系统内未被消化的植物细胞的残存物，包括纤维素、半纤维素、果胶、树胶、抗性淀粉和木质素等。越来越多的研究证明，膳食纤维的摄入与人体健康密切相关。①膳食纤维有利于食物的消化吸收；②膳食纤维有一定的降脂作用；③膳食纤维可预防胆结石的形成；④膳食纤维对结肠癌有预防作用；⑤膳食纤维有利于控制体重；⑥膳食纤维有降血糖作用。此外，膳食纤维尚有防止习惯性便秘，预防食道裂孔、痔疮等作用。

我们每天至少要从膳食中获得30克以上的膳食纤维才能有利于控制慢性病发生。如何才能从膳食中获得足够的膳食纤维？有人可能会回答，部队一年四季都有新鲜的蔬菜和水果，

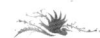

肯定不缺膳食纤维。其实，新鲜蔬菜、水果的膳食纤维含量并不高，一般含2%～3%，精制的米、面膳食纤维的含量也很低。如果按一天摄入250克精白谷类、300克蔬菜、200克水果计算，只能获得不到20克的膳食纤维。

谷类食物，尤其是全谷类食物，是膳食纤维的主要来源。麦麸、全谷、干豆、干蔬菜和坚果中所含的膳食纤维是不可溶性膳食纤维，燕麦、大麦、水果和某些豆类中所含的膳食纤维是可溶性膳食纤维。各种杂豆、荞麦、燕麦和大豆等粗粮富含膳食纤维，一般达10%以上。因此，每天摄入85克的粗粮能获得10克左右的膳食纤维。

5. 主食选择也讲究科学

以谷类为主的主食，既要保证每天主食的摄入总量，又要注意搭配的科学性。因此，主食的选择可遵循"三化"原则。

（1）简单化——尽量吃普通方式制作的米

面食品，如米饭、面条、粥。少吃制作精细、加过多的糖、油和调味品的点心。

（2）杂粮化——主食的选择要粗细搭配，多选全谷类食物。

（3）定量化——主食过多或过少都不利于健康，应该依据平衡膳食宝塔的建议，每天保证一定的主食摄入。

6. 蔬菜八两好，奶、豆天天有

蔬菜和水果含有丰富的维生素、矿物质和膳食纤维。蔬菜的种类繁多，不同品种所含营养成分不尽相同。红、黄、绿等深色蔬菜是胡萝卜素、维生素 B_2 和叶酸、矿物质（钙、磷、钾、镁、铁）、膳食纤维和天然抗氧化物的主要或重要来源。多吃蔬菜对保持心血管健康、增强抗病能力及预防某些癌症起着十分重要的作用。蔬菜每天的食用量应保证有 400 克，也就是八两。实际操作中，也可根据自己的实际情况，使蔬菜每天能摄入 300～500 克，并可按照食物互换的原则，更多兼顾各种蔬菜种类。

豆类是我国的传统食品，含大量的优质蛋白质、不饱和脂肪酸、钙及维生素 B_1、维生素 B_2、烟酸等，营养价值很高。

为提高农村人口的蛋白质摄入量及防止城市中过多消费肉类带来的不利影响，科学家大力提倡多吃豆类，特别是增加大豆及其制品的生产和消费，包括黄豆、黑豆、青豆、豆腐、豆浆、豆腐干及千张等。中国居民膳食指南中推荐每天摄入 30～50 克大豆及坚果，或与其含等量蛋白质的其他豆制品。

牛奶含有丰富的优质蛋白质，且人体对其消化率达到 98%。牛奶中含有丰富的钙（约 100 毫克/100 毫升），吸收率可高达 40%，所以喝牛奶是最好的补钙方法。此外，牛奶中还含有多种我们需要的维生素和矿物质，如维生素 A、B_1、B_2、C，以及钙、锌、铁、硒等，对于维持人体正常生理功能和促进生长发育，提高免疫力都有重要作用。如因对乳糖不耐受以致对牛奶消化不好，可以采取少量多次饮用或饮用酸奶。目前,中国营养学会已将奶类的建议摄入量提高到每天300克液态奶、酸奶360克或奶粉45克,有条件者还可以多吃一些。

7. 果蔬对健康的益处

蔬菜、水果和薯类是维生素、矿物质、膳食纤维和植物化学物质的重要来源,此外,其水分多、能量低,富含植物化学物质,对保持肠道正常功能,提高免疫力,预防肥胖,降低患糖尿病、高血压等慢性疾病风险具有重要作用。成年人每天应吃蔬菜300～500克、水果200～400克。

世界卫生组织把红薯列为13种最佳蔬菜之首,因为薯类含有丰富的营养成分,其含钾量更是名列前茅,对人体健康有诸多益处。

(1)减肥瘦身:含脂肪低,增强饱腹感,不容易饥饿。

(2)调节血糖:血糖升高缓慢,适合糖耐量异常或糖尿病患者食用。

（3）预防癌症：其所含的抗性淀粉在肠内发酵后维持酸性环境，抑制肠毒素的产生，促进粪便排出，不仅能预防结肠癌，还可以预防乳腺癌。

（4）防止心脑血管疾病发生：薯类有降血脂作用，可防止动脉粥样硬化和心脑血管疾病的发生。

8. 选择蔬菜有讲究

（1）新鲜应季最重要。鼓励选择新鲜和应季蔬菜，新鲜蔬菜含丰富维生素和植物化学物，储存时间过长，会造成这些营养物质的流失。

（2）合理搭配促健康。不同的蔬菜营养价值相差很大，在条件允许的情况下，尽可能选择多种蔬菜食用以取长补短，要特别注意深色蔬菜的摄入。

（3）蔬菜选择也要关注能量。虽然大部分的蔬菜含能量较低，但摄入马铃薯、芋头、莲藕、鲜淮山、南瓜等含淀粉较多的蔬菜时，要适当减少主食,以免能量摄入过多。

此外,在农贸市场上常常可以看到出售的"无公害蔬菜"。所谓无公害蔬菜,是指蔬菜中有害物质(如农药残留、重金属、亚硝酸盐等)的含量控制在国家规定的允许范围内,产品的生产过程进行无公害管理并经质量检测部门检测认定,人们食用后对人体健康不造成危害的蔬菜。无公害蔬菜是集安全、优质、营养为一体的蔬菜的总称。

9. 蔬菜怎么吃才更健康

(1)先洗后切。蔬菜含有丰富的水溶性维生素和矿物质,如果切好后再洗或浸泡,水溶性的营养成分就会流失掉。

(2)急火快炒。可防止对维生素 C 的破坏,同时也可以减少对叶绿素的破坏,较好地保持蔬菜的鲜绿色。

(3)含草酸多的蔬菜先焯水再炒。菠菜和苋菜等蔬菜含有较多草酸,人体摄入过多的草

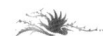 合理营养与饮食卫生

酸会影响钙、铁、锌等元素在体内的吸收。因此，烹调这类蔬菜，可先用沸水短时间焯一下，让草酸溶于水中，同时也可保持其中的营养成分。

（4）含胡萝卜素丰富的蔬菜用油炒过后食用。胡萝卜素对人体有促进健康的作用，它是一种脂溶性的物质，在人体内的消化吸收率与油脂有很大关系。用油炒熟后的胡萝卜，胡萝卜素的消化吸收率比生吃要高出9倍。但要避免放醋，以免破坏胡萝卜素。

（5）不吃吃剩的蔬菜。吃剩后反复加热的蔬菜不仅已失去营养价值，而且其中的硝酸盐在经过长时间存放后被细菌作用还原成亚硝酸盐，对身体健康很不利。

10. 蔬菜与水果不能相互替代

蔬菜和水果都含有人体所需要的维生素和矿物质，水果与蔬菜相比，其气味更芳香，味道更甜美，吃起来也方便，因此有些人认为，

吃了水果就不用吃蔬菜了。这是一个错误的观点。一般来说，蔬菜中维生素、矿物质、膳食纤维和植物化学物的含量高于水果，因此水果的摄入可以补充蔬菜摄入的不足，但是不能替代蔬菜。此外，水果富含膳食纤维和果胶，有机酸和芳香物质也比蔬菜多，而且其食用不用加热，营养成分不受烹调因素的影响，故蔬菜也不能替代水果。两者各有所长，都不能相互代替，人体每天都应摄入蔬菜和水果。

11. 走出水果食用误区

误区一：水果当主食可减肥。自实行军人体重强制达标后，有些体重超标的战友开始主动减肥。有的为了减肥把水果作为每天唯一的食物来源。其实，靠吃水果来减肥是不科学的，因为这样容易造成能量供给失衡。水果中糖分的含量很高。尽管水果按重量算所含热量比米饭低，但由于水果味道甜美常让人爱不释口，很容易吃得过多，导致摄入糖分超标。水果更不能代替正餐，一般而言，水果中含水分85%以上，蛋白质含量不足1%，几乎不含人体必需的脂肪酸，而人体保持健康需要多种营养物质，特别是每天需要一定量的脂肪来维持组织器官的更新和修复。因此，水果只能作为正餐以外的补充。

误区二：吃洋水果更有营养。近期，许多战友向服务中心反映进口水果营养价值高，建议采购一些"洋水果"。其实，一些进口水果为了长途运输，果农往往不等水果完全熟透便采摘下来，再用保鲜剂进行处理；有时为了卖相好看，还会在这类水果的表面打蜡，保持水果外表光鲜亮丽。

误区三：吃水果多多益善。随着夏季高温天气的来临，一些战友常常因为水果味道清凉可口，不分时间节点，吃得过多、过饱。其实，成人每天水果的食用量应为300克左右，健康的人可以适量增加，糖尿病患者要根据血糖情况自我调整，食用量在正常人食用量的一半左右，以低糖水果为主。而且，水果最好放在两餐之间吃，上午 10 时和下午 4 时最宜。这样做的好处有两个：一是平稳血糖，避免餐后马上进食水果可能导致的血糖负荷过大；二是有利于水果中营养物质的吸收。

12. 牛奶、豆浆的营养价值

牛奶是营养成分齐全、组成比例适宜、容易消化吸收而且营养价值高的天然食品。奶类除含丰富的优质蛋白质和维生素以外，钙含量丰富，钙、磷比例合理，吸收利用率也很高，是膳食钙的最佳来源。

豆浆是大豆经过水泡、碾磨、过滤、煮沸而制成的浆汁，一般 1 份黄豆加 8 份水。豆浆富含蛋白质、矿物质和维生素，是一种营养丰富的豆制品。

豆浆的蛋白质与牛奶相当，且易于消化吸收，其脂肪和碳水化合物低于牛奶，适合老年人与心血管疾病患者饮用。此外，豆浆中铁、镁和维生素 E 的含量高于牛奶,但钙和维生素 A 的含量远低于牛奶,磷、维生素 B_2 的含量也比牛奶低。豆浆和牛奶在营养上各有特点,最好两者都能常饮用。

需要提醒的是,自制豆浆时要彻底煮开。豆浆加热到 85℃ 左右时,会出现假沸现象,此时容易误认为豆浆已煮熟,喝了以后会出现恶心、呕吐、腹泻等血凝素中毒现象。正确的做法是在"假沸"后,转小火继续滚沸 5～10 分钟后才食用。

13. 土豆营养丰富

土豆是一种粮菜兼用型的蔬菜,学名马铃薯。在华北,它被称为"山药蛋";在西北,有人称它为"洋芋";在广东,有人叫它"薯仔";在法国,它又被称为"地下苹果"。土豆与稻、麦、玉米、高粱一起被称为全球五大农作物。土豆营养素齐全,而且易为人体消化吸收,在欧美有"第二面包"的称号。土豆含有丰富的维生素 A、维生素 C 以及矿物质，优质淀粉含量约为 16.5%，还含有大量木质素等。所含的维生素，土豆是胡萝卜的 2 倍、大白菜的 3 倍、西红柿的 4 倍。

土豆中的蛋白质比大豆还好，最接近动物蛋白。土豆还含丰富的赖氨酸和色氨酸，这是一般粮食所不可比的。土豆还是富含钾、锌、铁的食物，它所含的钾可预防脑血管破裂。它所含的蛋白质和维生素 C 均为苹果的 10 倍，维生素 B_1、B_2，铁和磷含量也比苹果高得多。从营养角度看，它的营养价值相当于苹果的 3.5 倍。同大米相比，土豆所产生的热量较低，并且只含有 0.1% 的脂肪。如果把它作为主食，每日坚持有一餐只吃土豆，对减去多余脂肪会很有效。每周平均吃上 5～6 个土豆，患中风的危险性可减少 40%，而且没有任何副作用。土豆食用后有很好的饱腹感，十分耐饿。

土豆还是抗衰老食物之一。提起有营养、抗衰老的食物，人们就容易想到人参、燕窝、蜂王浆等高档的珍稀食品，却很少想到像土豆这样的大众货。其实，土豆含有丰富的维生素B_1、B_2、B_6和泛酸等B族维生素及大量的优质纤维素，还含有微量元素、氨基酸、蛋白质、脂肪和优质淀粉等营养元素，这些成分在人的肌体抗老防病过程中起着重要的作用。土豆还具有解毒消炎、宽肠通便、降糖降脂、活血消肿、益气强身等多种功效。有人发现，在俄罗斯、保加利亚、厄瓜多尔等国著名的长寿之乡，人们的主食就是马铃薯。

14. 吃土豆烹饪方法很重要

土豆的做法有很多，那么哪种做法最能留住土豆的营养，又让人吃得健康安全呢？

土豆之所以受欢迎，与其制作方法简单、老少皆宜是分不开的。几乎每个人都能说出七八种土豆的做法，如炒土豆丝、土豆炖豆角、土豆烧牛肉等等。据专家介绍，土豆的淀粉含量较高，口感清脆，且易被人体消化吸收，适于炒、炖、烧、炸等，而蒸土豆是最理想的烹调方式，对营养吸收影响很小，还能保留天然清香。

土豆在蒸熟后，其维生素C损失极少，保留率在80%以上，土豆蒸熟后可以与其他荤菜搭配，也可以单独压成泥，口感酥软。但是一些油炸土豆制品在加工过程中被氧化，破坏了大量的维生素C，使营养成分大大降低。而炸薯条还易增加脂肪的摄入量，不适合需要通过低钠饮食来控制体重、血糖、血压的人群。

专家特别提醒，有的土豆皮色发绿，这样的土豆含有一种叫龙葵碱的有毒物质，尤其是发芽的土豆，更是含有剧毒。人体若大量摄入龙葵碱这一物质，会引起恶心、腹泻等中毒反应，甚至神经麻痹，严重者可能丧命。因此，食用土豆时要尽量去皮，特别是要削净已变绿的皮。食用发芽土豆更需小心，加工时一定要把芽和芽根挖掉，并最好放入清水中浸泡一段时间。此外，土豆偏寒，脾胃虚寒、易腹泻者应少食或不吃。

15. 动物性食物的营养价值

鱼、禽、蛋和瘦肉均属于动物性食物,是人体优质蛋白质、脂类、维生素和矿物质的良好来源,也是平衡膳食的重要组成部分,但各种动物性食物的营养价值各有特点,如下:

(1)鱼类脂肪含不饱和脂肪酸,有些海鱼富含二十碳五烯酸(EPA)和二十二碳六烯酸(DHA),可预防血脂异常、心脑血管疾病。鱼油和鱼肝油是维生素 A 和维生素 D 的重要来源。

(2)禽类包括鸡、鸭、鹅,其脂肪含单不饱和脂肪酸,脂肪组成优于畜类,其中禽蛋的各种营养成分比较齐全,蛋黄是卵磷脂的极好来源,但其胆固醇含量较高。

(3)畜肉含脂肪也较多,且饱和脂肪酸含量较高,摄入过多易引起肥胖,也使一些慢性病的危险增加,但是瘦肉的铁含量高且利用率好。推荐成人每日对动物性食物的摄入量为鱼虾类50～100克，畜禽肉类50～75克，蛋类25～50克。

16. 多吃白肉少吃红肉

通常把猪肉、牛肉、羊肉叫作红肉，而把鱼肉、禽肉叫作白肉。红肉的特点是肌肉纤维粗硬、脂肪含量较高，而白肉的肌肉纤维细腻，脂肪含量较低，脂肪中不饱和脂肪酸含量较高。

红肉和白肉对人类慢性病的影响不一样。很多研究发现，吃红肉多的人患结肠癌、乳腺癌等疾病的危险性会增高。男性吃太多红肉还会导致得前列腺疾病等各种疾病。需要注意的是，这里说的是"吃红肉多的"，并不是说吃点红肉就增加得病的危险。每类、每种食物都有它的营养含量特点，没有一种天然的食物能包含人体所需要的所有营养素。

17. 野生动物的营养价值会更高吗

在我国,飞禽走兽、山珍海味、野菜山花,无不可入肴。蛇、鼠、雀、猫等也被奉为席上珍品。从营养学角度而言,家禽、家畜和野生动物在营养价值上相差无几,完全没必要靠吃野生动物来"滋补"身体。相反,野生动物身上可能带有人类所未知的病菌和微生物,人们在捕杀和食用野生动物时一旦连病菌也摄入体内,就可能会引起传染病,甚至会致命。因此,爱吃野生动物的人,如果要吃,最好吃经过检疫部门检验,对其体内所含病菌了解得较为清楚的野生动物。

18. 食用动物内脏好不好

动物内脏含有丰富的铁、锌等微量元素和维生素 A、维生素 B_2、维生素 D 等,是补充人体所需营养素的良好来源。对于运动量很大的青年官兵，多吃动物内脏可防止锌的缺乏；对于用眼过度的人，常吃动物内脏可改善视力。虽然动物内脏的优点很多，但也不能想吃多少就吃多少，因为动物肝脏是代谢解毒器官，动物饲料中含有的兽药、有机物、重金属等有害物质，容易富集在肝脏，人多吃会对健康不利。此外，动物内脏胆固醇含量一般较高，建议血脂异常、肥胖者慎重食用。

19. 醋的八大功能

（1）消除疲劳。醋有分解疲劳物质之一乳酸的作用，还可阻碍乳酸的产生。

（2）强力杀菌。几乎所有有害细菌，在醋中放置 30 分钟以上都不能生存。

（3）降血压。醋在人体内具有促进排钠、改善代谢的作用，从而使血压下降，尤其是降低舒张压。

（4）防止食盐过量。调味品之一的醋，能减少身体对食盐、酱油的摄入，是心血管疾病患者的最佳食品。

（5）解酒或防醉。饮酒同时喝醋可防止喝醉。所以席间喝些醋或酒前喝醋会有好处。

（6）帮助钙吸收。钙与醋同用时，钙与醋酸结合会成为对身体极有益的醋钙。

（7）使维生素C易吸收。维生素在有酸的情况下不易被破坏。醋为酸性，所以烹调含有维生素的食品时加适量醋，使维生素C不被破坏，提高维生素的吸收率。

（8）有增强机体免疫力的作用。动物实验发现，醋能使血液中的抗体增加，使担负免疫作用的淋巴细胞吞噬能力增强，有益于提高身体抗病防病的能力。

20. 怎样科学吃鸡蛋

鸡蛋的营养价值很高，优于其他动物性蛋白质。蛋黄中的维生素含量十分丰富且种类齐全，矿物质几乎全部存在于蛋黄中，此外蛋黄还是卵磷脂的极好来源。虽然蛋黄的营养价值高于蛋清，但是只有一起吃才更适合于人体的需要。

鸡蛋不宜生吃。生鸡蛋中含有一种抑制蛋白质吸收的抗胰蛋白酶，因此其蛋白质不易被消化吸收，从而被人体排出体外。此外生鸡蛋中还含有一种抗生物素蛋白，可阻止人体对生物素的吸收。另外生鸡蛋难免有病原体侵入，这些病原体进入人体容易引起肠胃炎。鸡蛋煮熟后一方面可以破坏上述的酶，另一方面可以灭菌，既营养又安全。

21. 几种不健康的饮食习惯

（1）喜欢吃小食品。

小食品一般都是脂类、糖类含量比较高的食物，多食会导致食欲下降，影响营养物质的吸收，还会导致肥胖症。小食品大都含有色素、防腐剂等添加剂，虽然食品中合理使用添加剂对健康无害，但是很多小食品生产厂家均超范围、超剂量使用添加剂，如果长期食用这些食

合理营养与饮食卫生

品,对健康不利。另外,很多小食品尤其是一些小作坊生产的小食品的卫生质量也难以保证。

(2) 喜欢吃方便食品。

方便食品由于加工方式特殊,面粉中的营养成分被破坏得较多,并且方便食品中都含有食品添加剂,因此,经常食用方便食品会对身体健康造成威胁。

(3) 喜欢喝饮料。

碳酸饮料中所含的二氧化碳会刺激胃黏膜,减少胃酸的分泌,增加胃内压力,使胃膨胀,延缓食物的排空时间,造成腹部胀痛。碳酸饮料中还含有大量糖分,容易使人发胖。碳酸饮料的焦糖色中含有的 4-甲基咪唑是一种致癌物。其他品种的饮料中也大都含有食品添加剂,长期大量饮用对健康也不利。

(4) 喜欢吃烧烤食物。

多数烧烤食物加工场所的卫生设施达不到要求,烧烤食材的质量往往也达不到卫生要求;烧烤经营者、服务人员大都不做健康体检,易传染疾病。烧焦的肉类中含有大量的致癌物。

因而，烧烤类食物不宜经常食用，尤其不要光顾街头的烧烤摊。

（5）喜欢吃腌制食物。

一些人喜欢大量进食腌制食品，如咸菜、咸鱼、火腿、香肠等。这些食物均含有较高的硝酸盐，而硝酸盐可还原成亚硝酸盐，对人体会产生较大的危害。食用腌制食物后，亚硝酸盐在胃内胃酸及硝酸还原菌的作用下，与膳食蛋白质分解产物二级胺反应生成致癌物质亚硝胺，会增加食管癌、胃癌、肝癌和大肠癌等发病风险。因此，从预防癌症、维护健康的角度看，减少腌制食物的摄入极为重要。

22. 不生吃不符合卫生标准的鱼生

（1）吃鱼生可能患上肝吸虫病。

淡水鱼是肝吸虫的寄生体，一旦鱼被肝吸虫感染，吃了生鱼片之后人随即也会被感染。清蒸的淡水鱼如果蒸得不够熟，也可能会带有肝吸虫。更为可怕的是，因为肝吸虫病是慢性

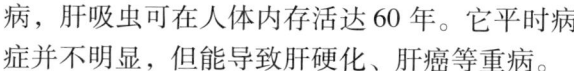

病，肝吸虫可在人体内存活达60年。它平时病症并不明显，但能导致肝硬化、肝癌等重病。

要预防肝吸虫病，必须做到养成不生食或半生食淡水鱼的饮食习惯。同时也需要加强市场管理，防止感染肝吸虫病的淡水鱼进入市场，减少餐桌污染。

（2）生吃蛇血、蛇胆可引发多种疾病。

食用生蛇血和蛇胆在南方地区较普遍。一些餐馆、酒楼还相继推出生吃"全蛇宴"。虽然蛇胆有祛除风湿和治疗皮肤病的功效，蛇血有补血和祛除瘙痒的作用，但蛇血、蛇胆中含有多种毒素和寄生虫，可引起急性中毒及损害肝脏等多种疾病，不宜生吃。食用生蛇血和蛇胆很有可能感染包括鞭节舌虫在内的寄生虫病和发生中毒。其中，鞭节舌虫病可使人体的肝脏细胞变性坏死，侵入肠黏膜可引起直肠、回肠、盲肠产生大量大小不等的赘生物，寄生虫可侵入黏膜下生产大量虫卵进行繁殖，还可侵入骨髓破坏造血细胞，引发各种疾病。因此要改变陋习，不生吃蛇血、蛇胆。

23. 用好食用油，健康常相伴

食用油是部队伙食保障的必需品，可以为官兵提供人体所需的脂肪酸以及多种微量元素，能促进脂溶性维生素的吸收，还可以有效改善菜肴的色、香、味、形，增进官兵食欲。目前，部队食用油供应标准为国家最高质量等级的一级植物油，一类、二类、三类灶人均日定量分别达到50克、60克、70克。

食用油分为植物油和动物油两大类。由于动物性食品中已提供了足够量的动物油，而人体必需又无法自身合成的脂肪酸绝大多数存在于植物油中，所以烹调时最好使用植物油。

不同品种的植物油营养成分和功能不尽相同。如大豆油含有丰富的亚油酸、维生素E、维生素D以及卵磷脂，有显著降低胆固醇含量的功效；花生油含有麦胚酚、磷脂、胆碱等，可改善人的记忆力，防止皮肤老化；菜籽油富含维生素E，可促进人体生长发育；橄榄油含有较高比例的油酸，经常食用能降低胆囊炎和胆结石发生的几率。因此，各种植物油应交替食用，也可以食用调和油，切不可长期吃同一种油。

24. 控制用量，忌摄取过量油脂

　　食用油主要成分是脂肪，长期食用脂肪过高的菜肴，易引发心脑血管疾病等多种慢性病，影响身体健康。中国营养学会制定的《中国居民平衡膳食宝塔》中建议，每人每天摄取的食用油不宜超过 25 克。考虑到部队工作性质和官兵年龄阶段的特殊性，军人食物定量中明确的食用油标准要比居民推荐量高一倍。但目前少数部队食用油消耗量高于标准定量，导致部队中出现了体重超标和高血压、高血脂人群。因此，必须严格控制用油量，养成良好的饮食习惯。

　　● 要按照军人食物定量标准，严格按计划、定量用油。

- 可适当多用煮、炖、蒸、拌、卤等少油的烹调方式。
- 可用各种调味品代替食用油,既获得美味,又赢得健康。
- 在做肉汤或炖肉菜时,尽量不加油。
- 油炸食品有许多潜在的危害,不宜多吃。

25. 食用油把好采购关

一是选择等级较高的食用油。我国把食用油(植物油)分成四个等级,从四级至一级,加工精度越来越高。在购买食用油时,最好购买一级或二级食用油。

二是慎选转基因食用油。食用油可分为转基因产品和非转基因产品。由于转基因产品的长期安全性存在一定的争议,部队在采购时最好选用"非转基因"食用油。

三是坚持主渠道采购。坚持到国有油料加工企业、大型粮油批发市场和地方军粮供应网点采购,尽量购买品牌知名度和市场占有率较高的产品，选购时应详细检查食用油的标签、品牌、配料、油脂等级、产品标准号、生产厂家、生产日期、保质期等。最好不要选购快到保质期的食用油，因为其实际品质已经下降很多。

四是注重鉴别品质。可通过看、闻、尝、听、问五个方面来鉴别食用油。一看：看透明度，在生产过程中如果混入其他物质，油的透明度会下降；看色泽，纯净的油为无色；看沉淀物，看瓶底有无污浊的杂质。二闻：每种油都有各自独特的气味，可以在手掌上滴一两滴油，双手合拢摩擦，仔细闻其发热时的气味。有异味的油，说明质量有问题，有臭味的油则很可能就是"地沟油"，若有矿物油的气味更不能买。三尝：用筷子取一滴油，仔细品尝其味道。口感带酸味的油是不合格产品；有焦苦味的油已发生酸败；有异味的油可能是"地沟油"。四听：取一两滴油，涂在易燃的纸片上，燃烧正常且无响声的是合格产品，发出"吱吱"或"噼叭"声音的说明水分超标，很可能是掺假产品。五问：问商家的进货渠道，索要进货发票或查看当地食品卫生监督部门的抽样检测报告。

26. 饮食要清淡少盐

虽然"五味调和百味香"，但是"盐者百味之将"，无论何种菜肴，大多以"咸"作为基础味，是食盐让我们享受到了美味佳肴。盐除了调味以外，还可以调节体内水分，增强神经肌肉兴奋性，维持酸碱平衡和正常的血压。

但长期摄入过多食盐可导致高血压。尤其是50岁以上的中老年人群，其血压对食盐摄入量的多少更为敏感。我国居民中，目前高血压患病人数达到1.6亿人，平均每年增加300万人。为预防这种危害严重的慢性病，倡导清淡少盐膳食已经成为当务之急。

要想让维生素发挥正常的生理功能，需要一定的钠盐。各种食物都含有钠，因此，我们在每天食用食物的基础上，摄入3克钠盐就基本上达到人体对钠的需要。由于人们的饮食习惯和口味的偏好，对盐的摄入量都远远超过3克，摄入过多的食盐会引起高血压的发生，因此建议健康成年人一天食盐的摄入量不超过6克。

27. 如何减少食盐摄入量

（1）首先要纠正口味过重的不良习惯，自觉吃清淡少盐的膳食。

（2）烹调时如用了酱油或其他的咸菜和酱类，因它们含有15%左右的盐，因此要相应减少食盐的用量。

（3）烹调时放少许醋可以提高菜肴的鲜香味，有助于改善食用少盐食物的口感。

（4）做菜时少放或不放糖，因糖会掩盖咸味，烹调加糖后不能凭品尝来判断食盐量。

（5）使用限盐罐来控制盐的摄入量。

28. 早餐没有食欲怎么办

早上起床后，胃肠道内消化液黏稠，消化腺的分泌功能不活跃，会感觉口干，没有食欲。不想吃早餐时可以试试以下的方法：

（1）早睡早起，规律作息。

（2）晚餐清淡，不要吃得太晚，不要吃得过饱。

（3）起床后喝一杯温热的白开水或淡盐水。

（4）起床后做一些舒张运动后再吃早餐。

（5）早餐食物清淡，干稀搭配。

29. 喝粥也要分人

粥是我国传统的食疗食物之一，也是一种老少皆宜的食品。粥的种类多种多样，不同年龄、不同职业的人喝粥也应该有不同的侧重。

孩子和老年人喝的粥宜煮软烂些。老年人

及消化系统尚未发育完善的儿童，由于消化吸收功能较弱，需要把粥煮得软烂黏糊些，以利于消化吸收。

青少年和体力劳动者喝的粥，煮粥时加点坚果，可以补充蛋白质。体力劳动较多的人和正在长身体的青少年对蛋白质等营养素的需求量较大，所以熬粥时可以加点瘦肉，但是一定要少放盐。

应酬多的成年人喝的粥，煮粥时放些杂豆，有助于控糖控脂。在粥中加入杂豆（如红豆、绿豆）及蔬菜等，可以增加膳食纤维的摄入，有利于脂肪、胆固醇代谢，同时也能保持血糖稳定。

育龄女性喝的粥，煮粥时加点猪肝、瘦肉，有助于补铁。

电脑一族喝的粥，煮粥时选择深色原料，有助于护眼。办公室一族经常面对电脑，煮粥时可在粥里加些护眼食物，如深色的大黄米、小米、黑米、紫米、枸杞、胡萝卜等。

30. 如何食用坚果

（1）核桃。核桃堪称抗氧化之"王"，建议人们每周最好吃两三次核桃，尤其是中老年人和绝经期妇女，这是因为核桃中所含的精氨酸、油酸、抗氧化物质等对保护心血管，预防冠心病及中风，老年痴呆等颇有裨益的。但是，核桃一次不能吃得太多，否则会影响消化。有的人在吃核桃时喜欢先将核桃仁表面的褐色薄皮剥掉，这样做是不对的，因为这样会损失一部分营养。

（2）花生。花生中富含优质的蛋白质和脂肪及多种微量营养素，在调整人们（特别是孩子）的营养平衡方面有很重要的作用。花生中含有大量精氨酸及白藜芦醇，前者有潜在抗结核作用，后者能抑制癌细胞浸润与扩散，因此，花生是结核病人及肿瘤患者颇佳的食疗品。但是，花生衣有增加血小板数量、抗纤维蛋白溶解作用，故高粘血症者吃花生时宜去皮食用。

另外,花生消化吸收率较低,过量食用会加重胃肠负担,需引起注意。

(3)栗子。栗子对辅助治疗肾虚有益,故又被称为"肾之果"。栗子中还富含柔软的膳食纤维,故糖尿病患者也可适量品尝。但是,栗子生吃难以消化,熟食又易滞气,因此,一次不宜多食。最好在两餐之间把栗子当成零食或加在饭菜里吃,而不是饭后大量吃,以免摄入过多的热量,不利于保持体重。另外,新鲜栗子容易发霉变质,而吃了发霉的栗子会引起中毒,因此,变质的栗子不能吃。

(4)葵花子。葵花子是瓜子中的佼佼者,营养相当丰富。每天吃一把葵花子,就能满足人体每天对维生素 E 的需要。葵花子中所含的蛋白质可与各种肉类媲美,特别是含有制造精液不可缺少的精氨酸。常嗑食葵花子对预防冠心病和中风、降低血压、保护血管弹性有一定作用。医学家认为,葵花子能治失眠,增强记忆力,对预防癌症、高血压和神经衰弱有一定作用。

（5）腰果。腰果中的脂肪含量占47%、蛋白质含量占22%。与其他坚果相比，腰果中对人体不利的饱和脂肪酸含量要稍高一些，占到20%左右，因此，也应避免一次吃得太多。此外，腰果中含有多种过敏源，过敏体质的人食用腰果后可能会引起一定的过敏反应，因此，第一次吃腰果的人最好不要多吃，可先吃一两粒后停十几分钟，如果不出现过敏反应，可以再吃。

（6）南瓜子。南瓜子具有杀虫和治疗前列腺疾病的功效，有研究发现，每天吃50克左右的南瓜子，可较有效地防止前列腺疾病和前列腺癌。南瓜子中含有丰富的泛酸，而泛酸可以缓解静止性心绞痛，并具有降压作用，最适合高血压病人食用，但是胃热病人宜少食，否则，会感到脘腹胀闷。

31. 泡面虽香，少吃为好

泡面又称方便面，因其食用简单、方便、

快捷而得名。在基层部队，不少战士特别喜欢食用泡面，不但当为零食、宵夜，有的还长期充当正餐，甚至到了"情有独钟"的程度。需要提醒广大战友的是，在单独外出执行任务而错过饭点时，泡面作为正餐的补充品，偶尔可以食用。但如果长期食用泡面，对身体健康不利。

泡面的主要成分是面粉、油脂和调味料，并不完全具备蛋白质、脂肪、碳水化合物、矿物质、维生素、水和纤维素等人体所必需的7种营养物质。如长期食用，会造成身体营养不良，从而导致如头晕、乏力、心悸、精神不振等不良反应，严重者甚至出现体重下降、肌肉萎缩等营养缺乏的病状。

泡面中含盐量高，过多摄取食盐容易患上高血压，并对肝脏损伤也大。同时，泡面中的磷会阻碍人体对钙质的吸收，长期食用很容易引起骨骼变形、骨折等疾病。还有，泡面中的油脂经过氧化后会变成"氧化脂质"，该物质能够加速人体的老化，容易引起动脉硬化，使人患上心脏病、脑溢血、肾病等多种疾病。

因此,建议战友们平时少吃泡面。如果确实因为误餐而必须食用,建议将泡面中的汤倒掉,再兑上开水或别的汤,尽可能减少其中的盐及其他有害物质。另外,在食用时还可以添加些维生素含量比较丰富的青椒、菠菜等蔬菜,减少各种添加剂对身体的危害。

32. 购买新鲜卫生的食物

食物放置时间过长、贮藏方式不当,容易腐败变质,从而产生对人体有毒有害的物质。另外,不合理生产、加工以及烹调还可导致各种有害物质对食物的污染机会增多。吃新鲜卫生的食物是防止食源性疾病、实现食品安全的根本措施。

到商场和超市购买食品,除了购买卫生质量较有保障的品牌食品外,还要学会看食品包装上的标签。不要选购"三无"(即无生产日期、无质量合格证或生产许可证,以及无生产厂家名称）产品及超过保质期的食品。

食品快过保质期，商家一般采取降价促销的手段，消费者一定要考虑所购食品的每日消耗量而适量购买，如果因为便宜就大量购买，以为这样可以省钱，结果无非是以下几种情况：一是过了保质期还没吃完，只好忍痛丢弃，造成浪费；二是为了在保质期内吃完，过量食用；三是为了不浪费，过了保质期还继续食用，结果吃出病来。无论哪种情况都有害健康，此为"贪便宜失便宜"。

33. 熏制、腌制、酱制食品不宜多吃

熏制食品在加工过程中为了提高其防腐能力和使食品产生特殊的香味，常利用由各种燃料焖烧产生的烟气来熏制，这些烟熏气体中含有的致癌物质容易污染食品。腌制食品含盐量太高，经常食用不利于健康。酱制食品在制作过程中常添加的亚硝酸盐虽然有利于发色和保

藏，但它会破坏食品中的维生素 B_1、维生素 C 以及叶酸等营养素，更重要的是，亚硝酸盐可以转化成有致癌作用的亚硝胺，过多食用有害健康。

34. 适量饮用红酒有益处

红酒中含有人体生命活动所需的三大营养素：糖、蛋白质及维生素。葡萄糖是人类维持生命、强身健体不可缺少的营养成分，是人体能量的主要来源。葡萄酒中有 24 种氨基酸，是人体不可缺少的营养物质。葡萄酒中的有机酸成分也不少，如葡萄酸、柠檬酸、苹果酸，这些成分大都来自葡萄原汁，能够有效地调节神经中枢、舒筋活血，对脑力和体力劳动者来说，都是不可缺少的营养物质。干红葡萄酒中还含有维生素 E、维生素 B 等多种维生素和钙、镁、铁、钾、钠等多种矿物质。

（1）可预防心脑血管病。红葡萄就能使血中的高密度脂蛋白（HDL）升高，而 HDL 的作用是将胆固醇从肝外组织转运到肝脏进行代谢，所以能有效地降低血胆固醇，防止动脉粥样硬化。不仅如此，红葡萄酒中的多酚物质还能抑制血小板的凝集，防止血栓形成。虽然白酒也有抗血小板凝集作用，但几个小时之后会出现"反跳"，使血小板凝集比饮酒前更加亢进，而红葡萄酒则无此反跳现象，在饮用18个小时后仍能持续地抑制血小板凝集。

（2）可预防癌症。葡萄皮中含有的白藜芦醇可以防止正常细胞癌变，并能抑制癌细胞的扩散。在各种葡萄酒中，红葡萄酒中白藜芦醇的含量最高。因为白藜芦醇可使癌细胞丧失活动能力，所以红葡萄酒是预防癌症的佳品。

（3）可增进食欲。葡萄酒鲜艳的颜色、通透的体态使人赏心悦目，果香、酒香沁人心脾，酒中的单宁微带涩味，可促进食欲。

（4）有利尿作用。有些葡萄酒的酒石酸钾、硫酸钾、氧化钾含量较高，具有利尿作用，可防止水肿和维持体内酸碱平衡。

（5）有助消化。饮60～100克葡萄酒，

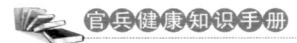

可以使正常胃液的分泌量增多120毫升，有利于蛋白质的吸收；红葡萄酒中的单宁，可以增加肠道肌肉系统中的平滑肌纤维的收缩性，因此，喝葡萄酒可以调整结肠的功能，对结肠炎有一定的辅助疗效。甜白葡萄酒中含有山梨酸钾，有助于胆汁和胰腺的分泌。因此，喝葡萄酒可以帮助消化，防止便秘。

（6）有美容抗衰老的作用。对女士来说，喝红葡萄酒可以起到养颜美容的作用。红葡萄酒可以促进新陈代谢，清除氧自由基，使女士们的皮肤光滑细腻，更富有弹性。对男士而言，喝红葡萄酒可以起到活血化瘀、祛除疲劳、放松身心、减缓衰老的作用。

（7）有减肥作用。每升干葡萄酒中含热量525卡，这些热量只相当人体每天平均需要热量的1/15。饮用后，葡萄酒能直接被人体吸收、消化，能在4小时内被全部消耗掉，不会使体重增加，所以经常饮用干葡萄酒不仅能补充人体需要的水分和多种营养素，而且有助于减肥。

喝红葡萄酒虽然好处多，但也不可多饮，一般每天饮用100毫升左右即可。另外，咖啡、海藻、茶、黑木耳、猪肝等不宜与红酒一起食用，否则，会减少人体对铁的吸收。

35. 大蒜不能治腹泻

每到夏季，患腹泻的人就多了起来。导致夏季腹泻的高发有以下几种原因：夏季微生物很容易在食物中滋生，加上夏天人们喜食生冷食物，感染病原微生物的机会就增加了。老百姓中有吃大蒜可以治疗腹泻的说法。在此，对这一说法的可靠性进行分析。

大蒜为百合科，皮色有紫、白两种，均有辛辣、芬芳的特点，是一种调味品。《本草纲目》上也有记载：大蒜性温、味辛，有散寒、解毒的功效。从药理学角度来讲，大蒜有一定的解毒作用，如果只是预防性的食用是可以的，建议切片生食，以4片以上为宜。大蒜发挥作用最重要的成分是大蒜素及其分解产物含硫化物等，而大蒜素及其有效成分的获取和制作需要一定的设备和工艺条件。换句话说，通过食用大蒜的方法获取的大蒜素的有效成分比较少，很难收到抗菌消炎的效果。因此，食用大蒜对腹泻的抗菌和消炎治疗作用是有限的。

36. 夏天哪些食物要放冰箱

（1）绿茶。茶叶水分含量低，通常放在阴凉通风处即可。而高温会加速绿茶中叶绿素的降解，强光则会导致绿茶中植物色素和脂类物质发生光化学反应，产生异味。因此，夏季最好将绿茶装进密封容器，再放入冰箱。如果想随时喝，可将绿茶放入冷藏室，但若是未开封的茶叶，想保存1年以上，应放入冷冻室。

（2）坚果。坚果油脂成分较多，在紫外线、氧气和水分的影响下，脂肪会发生氧化，导致变质。坚果买回家后，建议先趁干燥时分装成一次可以吃完的量，密封后放进冷冻室。

（3）水果干、干香菇、虾皮等干制品。这

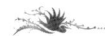 合理营养与饮食卫生

类食物在闷热潮湿的夏季容易霉变、生虫或者吸潮变软。若开袋后没吃完,建议将其先在太阳下暴晒或放入微波炉内加热,确保去除水分、杀灭虫卵。待冷却后用密封的容器分装放入冰箱的冷藏室保存。

(4)馒头、面包等淀粉类食品。这类食物如果一餐吃不完,放在室温下即可。若储藏时间超过3天,应当用塑料袋分装成一次能吃完的独立包装,封严后放入冰箱冷冻室,吃前充分加热即可。

37. 炎夏宜常吃绿豆

绿豆,因其营养丰富,可做成绿豆粥、绿豆饭,或糕点,或发芽作菜,是我国人民的传统豆类食物,有"食中佳品,济世之食谷"之美称。在炎炎夏日,绿豆汤更是老百姓最喜欢的消暑饮料。《开宝本草》记载:"绿豆,甘,寒,无毒,入心、胃经。主丹毒烦热、风疹、热气奔豚。生研绞汁服,亦煮食,消肿下气,

压热解毒。"绿豆亦食亦药，可清热解毒，消暑利水，治暑热烦渴、水肿、泻利、丹毒、痈肿、解热药毒等。

绿豆含蛋白质、脂肪、膳食纤维、胡萝卜素、视黄醇和维生素6种成分，还含有钾、钠、钙、镁、铁、锰、锌、铜、磷、硒等矿物质。绿豆中蛋白质的含量几乎是粳米的3倍，多种维生素、钙、磷、铁等的含量都比粳米多。因此，它不但具有良好的食用价值，还具有非常好的药用价值。对疖肿、热渴、热痢，痈疽、痘毒、痱毒、斑疹、皮炎等皮肤病也有一定的疗效。

绿豆的清热之力在于皮，解毒之功在于肉。因此，若仅仅为了清热消暑，就不要把豆子一起吃进去，只喝清汤即可。若为了清热解毒，并且辅助治疗热渴、热痢、痈疽、痘毒、斑疹等，其做法就与用于消暑的方法不同：要用大火把绿豆煮烂，使绿豆汤浑浊变稠。这样的绿豆汤有很强的清热解毒功效。要注意的是：绿豆性寒，脾胃虚寒、肾气不足的人不宜多吃，或者需要与其他食物合理搭配才可作为膳食经常服用。由于绿豆具有解毒的功效,所以正在吃中药的人不要多喝绿豆汤。

38. 酸、碱性食物的说法没有科学依据

近年来,一些科普文章广泛宣传酸碱平衡理论,诸如"选择食物要注意酸碱平衡""酸性食物吃多了容易生病"等,这些说法都缺乏科学依据。健康人的血液酸碱度是相对恒定的,不会受摄入食物的影响而改变。"食物酸碱平衡论"宣传"谷类、肉类、鱼和蛋等酸性食物摄入过多可以导致酸性体质,引起高血压、高血脂、糖尿病、肿瘤等慢性病的发生;蔬菜水果属于碱性食物,能纠正酸性体质,防治慢性疾病"。实际上,蔬菜水果能够预防上述慢性疾病的发生,是因为它们产生的能量低,而且含有丰富的维生素、矿物元素、膳食纤维以及对健康有益的植物化学物质,而不是所谓碱性

的作用。如果纠正"酸性体质"就可以预防慢性病，那么每天服用小苏打（碳酸氢钠）不就可以解决问题了吗？显然，这种说法是不正确的。

39. 喝能量饮料应谨慎

无论是训练前后还是平时生活中，能量饮料非常受官兵们的青睐，有的官兵甚至将能量饮料当作考核训练必备"神器"，考核前整两罐提高成绩，考核后再整两罐恢复体力。不少官兵对能量饮料产生了轻度的心理依赖，总感觉训练考核前不喝两罐能量饮料，心里就没底。

能量饮料真的有这么神吗？实际上，能量饮料能够短时间内提高机体兴奋性和提供即时性的能量分子，靠的是配方中的咖啡因和磷酸肌酸等能够快速供能量的化合物。但由于缺乏有效的行业监测标准，在能量饮料的准入门槛、成分含量等方面都存在空白。咖啡因与能量饮料中的其他成分会导致心跳加速，血压升高，心律不齐，还会干扰人体正常盐平衡。过量饮用可能引起咖啡因中毒，出现上瘾和神经过敏、易怒、焦虑、震颤、失眠和心悸等症状。

因此，训练考核时，官兵们不能存有依赖能量饮料的心理，尤其不能把它们作为考核必备的"神器"。这种做法实际上是对身体健康的透支，是非常不可取的。根据自身情况偶尔饮用能量饮料时，也需注意：一是不能过量饮用；二是不宜与酒精饮品混合饮用；三是吃药期间不宜饮用；四是患有胃病、神经衰弱、心律不齐的官兵不宜饮用。

40. 训练中和训练后不宜大量饮水

高强度训练中，特别是在长时间、长距离越野跑或武装奔袭训练时，由于出汗多、口渴而大量饮水，如喝矿泉水、不含或含氯化钠少的饮料等，其实是不正确的。因为出汗带走的不仅仅是水分，还有一部分盐，大量饮水导致训练性低钠血症的发生。可能出现癫痫发作、呼吸暂停、成人急性呼吸窘迫综合征、脑水肿、颅压升高、昏迷等，极个别可出现肺水肿、呼吸衰竭和休克，若不及时诊治和抢救，极易导致死亡。

训练中感到口渴并不代表体内真正缺水，而是由于运动时呼吸加深加快、咽喉部的黏膜干燥所致。因此，一开始感到口渴时，应尽量忍耐或用水漱口，训练后可少量多次喝一些温开水。出汗过多时，可喝些淡盐水，以补充失去的盐分。

41. 肥胖对健康的影响

肥胖是导致许多慢性病如高血压、心脏病、脑中风的主要危险因素。肥胖对健康的不利影响有：

（1）内分泌障碍。肥胖女性雌性激素代谢紊乱，常有月经不调，婚后不孕现象。男性肥胖容易出现性功能障碍，如阳痿、早泄等。同时，肥胖者也是糖尿病的易感人群。

（2）心脑血管疾病。肥胖者爱吃肉、油炸食品，进入自身机体的脂肪较多，形成的胆固醇沉着在动脉血管壁不易重返血液，从而使动脉硬化，继而引起血管狭窄或闭塞。因此肥胖者易患高血压、心肌梗死、脑溢血等疾病。

（3）形成脂肪肝，导致胆结石。

（4）易诱发癌症，如子宫内膜癌、肠癌等。

（5）易患关节炎。肥胖的人要承受自身重量，关节超负荷，因此易患关节炎和腰痛。

（6）体能指标不达标。肥胖的人体重超常，额外增加了心脏的负担，常有压迫感，稍一活动就心慌气短。

（7）心理影响：①由于肥胖而导致体态臃肿、行动不便，容易被同龄人取笑和攻击，导致其脱离群体，产生自卑情绪。②由于肥胖而导致工作机会丢失，家庭、经济、生活陷入险境，从而引起心理扭曲，对社会产生仇视，最终危害他人和社会。

42. 怎样预防肥胖

采取一切措施预防肥胖症的发生是非常重要且必要的。

首先,加强宣传。宣传肥胖的危害及肥胖的相关知识,从意识上引起人们对肥胖的认识和重视。

其次,膳食平衡。预防肥胖的基本要点是保持摄入的热量与消耗的热能平衡,就是通过调节饮食使身体获得的热量适当,保持膳食平衡。

再次,适量运动。开展适量的体育健身活动,消耗过度的热量,使摄入与消耗基本一致,这样既可以达到强身健体的目的,又可以预防肥胖。

最后,肥胖要从小开始预防。由于成人肥胖症多始于儿童,所以预防措施也应从儿童开始。一般认为婴儿出生后9个月,体内脂肪增加较缓,9～12个月脂肪增加速度减慢。到7

岁以后又开始明显增加,青春期又一次激增。据此,7岁至青春期是预防肥胖症的良好时机,对有肥胖症趋势的儿童,应进行医学检查,根据发胖的原因制订预防措施。

43. 怎样理解食不过量

食不过量是指成年人每天摄入的各种食物所提供的能量不超过人体所需要的能量,也就是说能保持健康体重的食量。中国居民平衡膳食宝塔中推荐各类食物的适宜摄入量,这个量代表人群的平均水平,每个人的生理条件和日常生活、工作活动量不同,能量的摄入因人而异,而体重则是判断能量平衡的最好指标。

44. 主食吃得越少越瘦吗

有些想减肥的人想用限制主食的摄入量达到快速减肥的目的,因而很少或几乎不吃主食并大量食用高蛋白质及高脂肪的食物。这个减

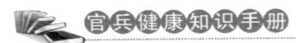
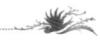

肥膳食模式缺乏科学依据，会对身体产生很大的副作用，不仅会引起口臭、腹泻、疲劳和肌肉痉挛，而且还增加心血管疾病和糖尿病合并症发生的危险。无论是碳水化合物，还是蛋白质和脂肪，摄入过多，都会变成脂肪在体内储存。

45. 减肥是项综合工程

运动是最燃脂的减肥法，有些单位专门成立减肥训练营，进入减肥训练营"特训"可以在短时间内达到降低体重的目标。但是仅靠运动减肥，长期效果并不明显。研究表明，即使每天锻炼数小时，但只要多喝一到两罐饮料或吃几块甜点，辛辛苦苦的减肥成果便会化为乌有。

造成肥胖的主要原因是不健康的饮食习惯、不合理的作息时间以及缺少运动。因此，要想获得持久的减肥效果，除了坚持运动外，还应从饮食上进行合理调控。同时，在减肥训练营还要把握正确的训练方式,不能不顾体能状况,一味急攻猛进,否则会危及健康,效果适得其反。

减肥是一项综合工程,既要注意自己的饮食结构,又要进行健身锻炼,还要保持积极向上的生活方式,只有这样才能练出军人好体型。

46. 少吃一两口,多动十五分

我国的一项人群队列研究结果显示,目标人群平均每天的能量蓄积是 7 千卡,90% 的人每天超额摄入 45 千卡能量。那么,每天少吃 40 克米饭或 5 克豆油就可以减少约 45 千卡的能量摄入;或是每天增加步行 15～20 分钟,也可以消耗掉这 45 千卡的能量,从而使 90% 的目标人群保持体重不增长。

从上述研究得出,如果成年人能坚持每天少吃一两口,或坚持每天多活动十五分钟,就可以保持能量摄入与支出的平衡,从而实现健康体重。

"平衡膳食、健康体重"口诀:
少吃一两口,多动十五分;
粮食七八两,油脂少两成;
蔬菜八两好,奶豆天天有;
持之以恒做,健康体重得。

47. 注意饮食和饮水卫生

肠道传染病的病原体能够借粪便排出体外,污染水和食物,如果进食受到污染的食物或饮用受污染的水就容易感染疾病,因此在饮食和饮水时要注意以下几点:

(1) 饮用煮开过的水或经过消毒处理过的水。

(2) 不购买没有正规标识、过期的或包装破损的食品。

(3) 生和熟的食物要分开处理,不用同一案板和刀具,以免交叉污染。

(4) 食物储藏要防虫防尘,不用报纸、不洁的纸张或物品包裹食物。

合理营养与饮食卫生

（5）不吃不洁或半生食物，生吃瓜果要彻底洗净。

（6）冰箱储存的熟食品要彻底加热才可食用。

（7）烹调食物前、饭前都要洗手。

48. 在外就餐千万别用这种餐巾

优质餐巾纸是原木浆纸，是指以木材为原材料，经打浆、蒸煮等工艺制作成的纸张。其纸质细腻，柔软，表面光洁，韧性好。而劣质餐巾纸、卫生纸的原材料竟是回收来的废纸，根本不是原木浆。

一次性生活用纸生产加工企业监督整治规定第九条，明确要求，生产纸巾纸，不得使用回收纸、纸张印刷品、纸制品及其他回收纤维状物质做原料。黑心厂家为了让纸变白，往里添加漂白粉、漂液和增白剂，这些物质可以使人体细胞产生变异性，长期接触容易致癌。一些造纸厂为了降低成本，还添加大量工业滑石粉，一吨纸浆加半吨滑石粉，这种纸一抖就出现大量粉末。

这样的纸巾千万别用：①闻一闻，有异味。②看一看，洞眼比较大，纸面还有杂点。③抖一抖，掉毛掉粉。③外出就餐，最好还是自带餐巾纸，用正规厂家生产的品牌纸巾，或者干脆带个手帕，卫生又环保。

49. 在外就餐注意饮食卫生与安全

（1）就餐前应洗手。正确的洗手方式是，第一步，以流动的自来水冲手；第二步，涂上洗手液（或肥皂）双手互相搓擦至少20秒，应擦出足够的泡沫，确保手掌、手背、拇指四周、指甲边及指间清洁；第三步，彻底冲洗双手；第四步，用抹手纸抹干双手或用烘手机烘干双手。

（2）就餐前应注意餐具卫生。就餐前要观察餐具是否经过消毒处理，经过清洗消毒的餐具具有光、洁、干、涩的特点；未经清洗消毒

合理营养与饮食卫生

的餐具往往有茶渍、油污及食物残渣等。现在餐桌上出现一些塑膜包装的套装小餐具,这些餐具都是由集中清洗消毒单位负责清洗消毒的,套装消毒餐具包装膜上应标明餐具清洗消毒单位名称、详细地址、电话、消毒日期、保质期等内容。

(3)辨别食物状况。用餐时应注意分辨食品是否变质、是否有异物和异味。颜色异常鲜艳的食物,有可能是违法添加了非食用物质或超量、超范围使用了食品添加剂。不吃违禁食品,少吃或不吃生的海产品。

(4)其他注意事项。倡导文明、健康用餐,大力提倡使用公筷或实行分餐制。夏秋季节避免过多食用凉拌菜、改刀熟食等易受病原菌污染的高风险食物。对某种食物过敏的人,应避免食用此类食物。胃肠道功能欠佳的,应避免食用冷饮、海鲜、辛辣食品、高蛋白食品等刺激胃肠道或不易消化的食品,不暴饮暴食。

50. 肠道传染病的预防

凡是各种病原体经口侵入肠道引起躯体不适或组织病变，并能由粪便排出病原体的一类疾病，称为肠道传染病。其中有由病毒引起的肝炎、脊髓灰质炎等；有由细菌引起的痢疾、伤寒、副伤寒、霍乱、副霍乱、细菌性食物中毒等；由溶组织阿米巴原虫引起的阿米巴病。

肠道传染病最容易在人多地方传播。特别是夏季，气温高，官兵体力消耗大，机体抗病能力降低；加上肠道致病菌在炎热的夏天容易生长繁殖。做好肠道传染病的预防工作关键要把握以下几点：

（1）搞好个人卫生。严格遵守个人卫生制度，养成良好的文明卫生习惯，做到饭前便后洗手；不喝生水，不吃不洁净的食物；不随地吐痰和大小便，不乱扔果皮、纸屑、废物；勤洗澡、勤理发、勤洗衣服，经常晒被褥；按规定打预防针、服预防药，有病早报告。

合理营养与饮食卫生

（2）注意饮食、饮水卫生。重点是把好"病从口入"关，不喝生水，不吃不洁净的食物；在外面购买零食或冷饮食品时注意看有无生产日期，是否过期，有无生产厂家；在外面大排档吃饭，海鲜类产品要督促饭店煮熟，或尽量少吃；在单位吃饭，应落实分餐制，分餐制是减少相互传染疾病非常有效的方法；个人用的碗筷，条件许可的话要经常消毒，一旦无法做到餐餐消毒，应做到自用、自洗、自保管；注意膳食平衡，防止偏食或暴饮暴食；炊管人员要采购、制作安全卫生的食物，确保官兵的健康；保证开水或标准桶装水供应，官兵每天应喝足量的开水。

（3）做到有病早报告、早治疗。凡有身体不适，尤其是有腹泻、多次水样便时应及时就医；积极配合卫生人员查找发病原因。如必要，及早采取隔离治疗措施，防止肠道疾病扩散。

51. 食物中毒的预防

饭菜要煮熟。冰箱里的剩饭菜应彻底加热后再吃。

碗筷等餐具应定期煮沸消毒。

生吃蔬菜、水果前，应浸泡10分钟，再用干净的水彻底洗净。

生、熟食品要分开存放和加工。

不吃变质、超过保质期的食品。

不吃标识上没有确切生产厂家名称、地址、生产日期和保质期的食品。

不吃病死、毒死或死因不明的禽、畜肉。

52. 细菌性食物中毒

细菌性食物中毒是指进食含有细菌或细菌毒素的食物而引起的食物中毒。在各类食物中毒中，细菌性食物中毒最多见。细菌性食物中毒发病率较高而病死率较低，多发生在气候炎热的季节。其症状主要有腹痛、呕吐、腹泻、发热等,一般病程3～4天。

（1）严格把控食品的采购关。禁止采购腐败变质、油脂酸败、霉变、生虫、污秽不洁、混有异物或者其他感官性状异常的食品,以及未经兽医卫生检验或者检验不合格的肉类及其制品（包括病死牲畜肉）。

（2）注意食品的贮藏卫生,防止尘土、昆虫、鼠类等动物及其他不洁物污染食品。

（3）食堂从业人员每年必须进行健康检查。凡患有痢疾、伤寒、病毒性肝炎等消化道疾病（包括病原携带者）,活动性肺结核,化脓性或者渗出性皮肤病以及其他有碍食品卫生的疾病的,不得从事接触直接入口食品的工作。

（4）食堂从业人员有皮肤溃破、外伤、感染、腹泻等症状,不要带病加工食品。

（5）食堂从业人员工作前、处理食品原料后、便后要用肥皂及流动清水洗手。

（6）加工食品的工具、容器等要做到生熟分开。加工后的熟制品应当与食品原料或半成品分开存放，半成品应当与食品原料分开存放。

（7）加工食品必须做到烧熟熟透，需要熟制加工的大块食品，其中心温度不低于70℃。

（8）剩余食品必须冷藏，冷藏时间不得超过24小时，在确认没有变质的情况下，必须经高温彻底加热后方可食用。

（9）带奶油的糕点及其他奶制品要低温保存。

（10）储存食品要在5℃以下。若做到避光、断氧，效果更佳。

53. 化学性食物中毒

化学性食物中毒是指误食有毒化学物质，如鼠药、农药、亚硝酸盐等，或食入被其污染的食物而引起的中毒。其发病率和病死率均比较高。

毒鼠强中毒：毒鼠强毒性极大，对人致死量5～12毫克。一般在误食10～30分钟后出现中毒症状。轻度中毒表现为头痛、头晕、乏力、恶心、呕吐、口唇麻木、酒醉感。重度中毒表现为突然晕倒，癫痫样大发作，发作时全身抽搐、口吐白沫、小便失禁、意识丧失。

亚硝酸盐中毒：俗称"工业用盐"。摄入亚硝酸盐0.2～0.5克就可以引起食物中毒，3克可导致死亡。发病急，中毒表现为口唇、舌尖、指尖青紫等缺氧症状，重者眼结膜、面部及全身皮肤青紫。自觉症状有头晕、头痛、无力、心率快等。

预防措施：

（1）严禁食品贮存场所存放有毒、有害物品及个人生活物品。鼠药、农药等有毒化学物要标识明显，存放在专门场所并上锁。

（2）不随便使用来源不明的食品或容器。

（3）蔬菜加工前要用清水浸泡5～10分钟，然后再用清水反复冲洗。一般要洗三遍，用温水效果更好。

（4）水果宜洗净后削皮食用。

（5）手接触化学物后要彻底洗手。

（6）加强亚硝酸盐的保管，避免误作食盐

或碱面食用。

（7）苦井水勿用于煮粥，尤其勿存放过夜。

（8）食堂应建立严格的安全保卫措施。严禁非食堂工作人员随意进入学校食堂的食品加工操作间及食品原料存放间。厨房、食品加工间和仓库要经常上锁，防止坏人投毒。

54. 四季豆中毒

未熟四季豆含有的皂素和植物血凝素可对人体造成危害，如进食未熟透的四季豆可导致中毒。

一般在进食未熟透的四季豆后 1～5 小时就会出现症状，主要表现为恶心、呕吐、胸闷、心慌、出冷汗、手脚发冷、四肢麻木、畏寒等，一般病程短，恢复快，预后良好。

预防措施：烹调时先将四季豆放入开水中烫煮 10 分钟以上再炒。

55. 生豆浆中毒

生大豆中含有一种胰蛋白酶抑制剂,进入机体后会抑制体内胰蛋白酶的正常活性,并对胃肠有刺激作用。

进食生豆浆后 0.5～1 小时就会出现症状。主要有恶心、呕吐、腹痛、腹胀和腹泻等。一般无须治疗,很快可以自愈。

预防措施:将豆浆彻底煮开后饮用。烧煮生豆浆时,将上涌泡沫除净,煮沸后再以文火维持煮沸 5 分钟左右。

56. 河豚鱼中毒

河豚鱼的某些脏器及组织中均含河豚毒素,其毒性稳定,经炒煮、盐腌和日晒等均不能被破坏。

误食后一般在 10 分钟至 3 小时出现症状。主要表现为感觉障碍、瘫痪、呼吸衰竭等,死亡率高。

预防措施：加强宣传教育，防止误食。

57. 毒蕈（有毒蘑菇）中毒

我国有可食蕈300余种，毒蕈80多种，其中含剧毒素的有10多种。人们常因误食而中毒，夏秋阴雨季节多发。

一般在误食后0.5～6小时出现症状。胃肠炎型中毒主要表现为恶心、剧烈呕吐、腹痛、腹泻等，病程短，预后良好；神经精神型中毒主要症状有产生幻觉、狂笑、手舞足蹈、行动不稳等，也可有多汗、流涎、脉缓、瞳孔缩小等出现，病程短，无后遗症；溶血型中毒会在发病3～4天出现黄疸、血尿、肝脾肿大等溶血症状，死亡率高。

预防措施：加强宣教，防止误食。

58. 蓖麻籽中毒

蓖麻籽含蓖麻毒素、蓖麻碱和蓖麻血凝素3种毒素,以蓖麻毒素毒性最强,1毫克蓖麻毒素或160毫克蓖麻碱可致成人死亡,儿童生食1～2粒蓖麻籽可致死,成人生食3～12粒蓖麻籽可导致严重中毒或死亡。

蓖麻籽的中毒症状为恶心、呕吐、腹痛、腹泻、出血,严重的可出现脱水、休克、昏迷、抽风和黄疸,如救治不及时,2～3天可出现心力衰竭和呼吸麻痹。目前对蓖麻毒素无特效解毒药物。

蓖麻籽无论生熟都不能食用。但由于蓖麻籽外观漂亮饱满,易被儿童误食。

预防措施:加强宣传教育,防止误食。

59. 马桑果

马桑果，又名毒空木、马鞍子、黑果果、扶桑等。马桑果有毒，其有毒成分为马桑内酯、吐丁内酯等。

误食后会在0.5～3小时出现头痛、头昏、胸闷、恶心、呕吐、腹痛等症状，常可自行恢复。严重者遍身发麻、心跳变慢、血压上升、瞳孔缩小、呼吸增快、反射增强，常突然惊叫一声，随即昏倒，接着出现阵发性抽搐。严重者可于多次反复发作性惊厥后终于呼吸停止。一次服大量者可由于迷走神经中枢过度兴奋而致心搏骤停。

因马桑果外形似桑椹，所以常被当作桑椹而误食，许多小孩，特别是农村的小孩在外玩耍时常因采食而引起中毒。

预防措施：加强宣传教育，防止误食。

本套书系军队指令性专项课题的分项研究内容,课题总负责人为第三军医大学军事预防医学院糜漫天教授。

官兵健康知识手册

军事训练期间健康保护

《官兵健康知识手册》编委会 编著

华南理工大学出版社
SOUTH CHINA UNIVERSITY OF TECHNOLOGY PRESS

·广州·

本书编委会

主　　审：刘乐斌
编委主任：李权超　于　泱
主　　编：苏建新　胡　艳
副 主 编：高　珊　郭静利　丁　魁
编　　委：许志伟　朱　涛　高健荣
　　　　　杨　琴　张　虹

前　言

古语有云：健者，强有力也；康者，通畅也。意思是说，健康是一种在生理、心理和环境适应上的完好状态。军人的身心健康关系到部队战斗力的生成，新的历史条件下，虽然战争形态、作战样式和战场环境发生了深刻变化，但"军无百疾，是谓必胜"的基本规律没有变。因此，预防疾病、维护健康是保障战争胜利的重要前提。根据新形势下部队卫生工作的要求，我们在总结近年来为部队开展心理卫生服务经验的基础上，以通俗易懂的语言，向广大官兵进行相关健康知识的宣传，以期让广大官兵自己

掌握健康的相关知识和技能，降低疾病及训练伤的发生，实现官兵自我健康管理、自我疾病预防，提高官兵自我健康维护能力和健康素养。

本书内容紧密结合部队基层官兵健康需求及部队官兵的实际情况，具有较强的实用性和指导性。本书作者来自不同单位：苏建新、胡艳、高珊、高健荣、张虹（广州军区疾病预防控制中心），郭静利（火箭军疾病预防控制中心），丁魁（69245部队31分队），许志伟（沈阳军区疾病预防控制中心），朱涛（济南军区疾病预防控制中心），扬琴（昆明总医院特诊科）。由于我们的知识水平和能力有限，错漏之处在所难免，恳请各位首长、专家学者和广大官兵批评指正。

本书由第三军医大学军事预防医学

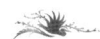

前言

院糜漫天教授牵头的"中国军人通用健康标准及其实施路径研究"课题组组织军内相关学者编写,对所有参与、支持、关心课题研究和本书编写出版的官兵、同仁,在此表示衷心的感谢!

编者

2016年3月

目 录

1. 现场急救原则 …………………………（1）
2. 现场急救检查顺序 ……………………（3）
3. 现场14项初步急救技能 ………………（4）
4. 六大急救错误不要犯 …………………（6）
5. 心搏呼吸骤停的判断 …………………（8）
6. 心肺复苏的步骤 ………………………（9）
7. 心肺复苏注意事项 ……………………（11）
8. 几种情况处置措施 ……………………（12）
9. 晕厥 ……………………………………（15）
10. 人中穴的急救作用 ……………………（16）
11. 中暑诱发因素 …………………………（17）
12. 中暑的发病症状 ………………………（18）
13. 中暑的处置和救治 ……………………（19）
14. 中暑预防措施 …………………………（20）
15. 心理中暑的预防 ………………………（22）
16. 冬季训练冻伤的类型 …………………（24）
17. 冬季训练冻伤的预防 …………………（25）

18. 冬季训练冻伤的治疗 …………………（27）
19. 高原驻训眼部疾病的防治 ……………（29）
20. 高原驻训传染病结膜炎的预防措施 …（31）
21. 急性高原反应 …………………………（33）
22. 高原肺水肿 ……………………………（34）
23. 进驻高原前的准备工作 ………………（35）
24. 海上训练防海蜇 ………………………（35）
25. 被海蜇蜇伤的治疗方法 ………………（37）
26. 皮肤病防治要点 ………………………（37）
27. 足癣（脚气） …………………………（40）
28. 体癣与股癣 ……………………………（41）
29. 隐翅虫皮炎 ……………………………（43）
30. 日晒伤 …………………………………（44）
31. 如何避免日晒伤 ………………………（45）
32. 冻疮 ……………………………………（46）
33. 痤疮 ……………………………………（47）
34. 疥疮 ……………………………………（49）
35. 阴囊皮炎 ………………………………（50）
36. 野外驻训官兵的生殖健康管理 ………（52）
37. 毒蚊虫 …………………………………（55）

38. 毒蚂蟥 …………………………………（57）
39. 毒蛇 ……………………………………（58）
40. 野外作训防雷击 ………………………（59）
41. 被雷电击伤后如何处理 ………………（61）
42. 烧烫伤 …………………………………（63）
43. 触电 ……………………………………（65）
44. 溺水 ……………………………………（67）
45. 呼吸道异物 ……………………………（69）
46. 火灾 ……………………………………（71）
47. 地震 ……………………………………（74）
48. 野训用水注重安全 ……………………（76）

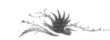

1. 现场急救原则

军事训练和生活中，随时都可能遇到各种意外伤害，这就需要我们掌握一些必要的急救知识和技术，以最大限度降低损伤程度。

一般说来，灾害现场伤员有三个死亡高峰期，了解这三个死亡高峰对指导现场急救具有重要意义。第一高峰，伤后数分钟内。常见死亡原因：脑干、高位颈髓的损伤，心脏和大血管的破裂。第二高峰，伤后6～8小时。死亡原因：颅内血肿导致脑疝，张力性气胸，肝、脾等实质性脏器破裂，骨盆或四肢骨折所致的大出血。第三高峰，伤后数天到数周。死亡原因：严重创伤后引发的器官功能衰竭和重症感染。

现场急救的基本任务是早期正确止血、包扎、固定、搬运，力争减少伤者进入第二、第三个死亡高峰的几率。

参与救护的人员不要被混乱的场面所干扰，

应尽快使伤员平静下来，沉着、镇静地观察其病情，在短时间内做出初步判断，并坚持急救的四先四后原则：

①先复苏，后固定。对于心跳呼吸骤停又有其他外伤的病人，要先进行心肺复苏，直到心跳呼吸恢复后才处理外伤的情况，如骨折固定。

②先止血，后包扎。当伤病员流血不止，急救时不应急于包扎，应当尽快止血，避免流血过多，导致失血性休克。

③先重伤，后轻伤。当发生重大事故时，一般会出现群体性伤残，此时的急救唯一顺序为先抢救意识丧失、生命体征不稳定等重伤患者，后抢救骨折、软组织损伤等轻伤患者。

④先急救，后转运。现场急救处理完毕，及时转运至上级医疗机构，确保伤病员得到专业的救治。

2. 现场急救检查顺序

现场急救检查按以下顺序：

（1）神志。如果伤员对问话、拍打、推动等刺激无反应，可能已意识不清或丧失，病情危重。

（2）呼吸。正常人每分钟呼吸 16～20 次，垂危时呼吸变快、变浅、不规则。濒死前呼吸变慢、不规则，甚至呼吸停止。

（3）心跳。将耳朵贴近伤员的左胸壁可听到心跳，用手指可以触摸到心跳。当严重创伤、大出血时，心跳无法听清甚至停止。此时应该立即对伤员进行心肺复苏的抢救。

（4）瞳孔。正常时两眼瞳孔等大等圆，遇光则迅速缩小。有颅脑损伤或病情危重的伤员，两瞳孔不等大等圆，对光反射无反应或反应迟钝。呼吸、心跳停止，颈动脉搏动消失，双侧瞳孔固定散大，对光反应消失可以作为紧急时判断死亡的依据。

需要注意的是，喊叫和呻吟声大的伤员不一定表示病情危重，而不呻吟或小声呻吟的伤员病情却可能很严重，一定要首先检查。

3. 现场 14 项初步急救技能

（1）对呼吸、心跳停止者。立即原地进行心肺复苏。

（2）对呼吸困难、窒息和心跳停止的伤病员，立即将头置于后仰位，托起下颌，使呼吸道畅通，同时施行心肺复苏。

（3）对四肢大出血者，利用附近干净的手帕、布单、衣物等对出血的伤口进行局部加压包扎止血。用止血带时，应先用多层柔软布片垫在止血带下面，尽量不要在上臂中段和腋窝下使用窄的止血带，以免损伤神经。严禁用电线、铁丝、细绳等做止血带使用。对使用止血带的伤员，每隔 40～60 分钟放松一次，每次 10～15 分钟，并做好记录，防止肢体结扎时间过长造成远端肢体缺血坏死。

（4）对怀疑发生脊椎损伤者，要多人平托伤者，将其平移到硬担架或木板上搬运，以免受伤椎体移位，再次损伤脊髓。

（5）不随便移动骨折部位。这样可防止骨折端刺伤神经、血管。可在现场就近利用小木板、树枝等物，对患肢进行临时固定。不要将外露的断骨送回伤口内，以免增加感染的几率。

（6）不要立即复位脱出的肠子。脱出的肠子须经彻底消毒后再处理，可暂时用干净的碗、盆覆盖，以防止发生严重的感染和不良后果。

（7）切忌徒手拉触电者。发现触电者应立即切断电源，用干木棍、竹竿等挑开电线再行抢救。

（8）防止咬伤。对发生抽搐的伤员，可在上、下牙间填塞纱布等。

（9）伤员须暂时禁食。因为对需要手术治疗的伤员实施麻醉后，容易发生胃内容物返流误入气管，造成窒息甚至死亡。

（10）为重伤员做好明显的伤情标志。

（11）在不危及伤员生命前提下，不轻易

随便搬动伤员。

（12）不随便给伤员止痛药物，以免掩盖真实病情，延误诊断。

（13）对伤情稳定，估计转运途中不会加重伤情的伤员，可利用各种交通工具，快速将其转运到附近医院救治。

（14）在转运过程中，无论使用何种运输工具，伤员及担架或门板都必须固定牢固，防止造成继发性损伤。途中要密切注意伤员的神志、呼吸、心跳，出现异常立即抢救。

4. 六大急救错误不要犯

（1）心肺复苏时，不要急着做人工呼吸，而应该尽快开展胸外按压，按压30次再上抬患者下颌畅通气道，口对口吹气2次，每次约1秒且要胸部可见起伏。很多人误以为未成年人不宜按压强度过大，但事实上，成年人与未成年人的胸外按压急救，都需要至少5厘米的按压深度。

（2）对于烧烫伤的患者，现场处理伤情，不能用冰敷，而应该用大量清水冲洗并给患者降温。

（3）不要急着让伤员喝下冷、凉水或饮料，而应该用大量清水冲洗并用冷水擦抹全身降温。

（4）人体血液只占总体重的8％，因此出血要及时止血，止血带结扎要在近心端，比如上臂止血，止血带要在上臂上1/3处结扎。

（5）很多人看到鼻子出血很慌，但如果是头部外伤出血，或者是脑脊液从鼻子流出，记着不要清洗或用止血棉堵塞，现场处理原则只能是不堵塞以利流出，否则容易形成夺命积液。

（6）相仿的还有脏器溢出体外，比如腹部外伤导致肠管外溢，与人们一般想的"将肠子塞回"不同，应急救护要求的是不回纳肠管，而是用塑料膜、敷料先保护，用碗状物倒扣并固定，为送院治疗争取机会。

5. 心搏呼吸骤停的判断

心搏呼吸骤停时,患者会突然出现意识丧失,脉搏触不到,可出现全身短暂抽搐,叹息样呼吸、间断呼吸,随后呼吸停止,进行性发绀,瞳孔散大固定,各种生理反射消失。

心脏突然停搏,会导致不能搏出足够的血液确保大脑及其他重要器官的需要。呼吸突然停止,会导致机体不能进行有效的气体交换。常温下重要脏器耐受缺血缺氧的时间很短,大脑仅 4~6 分钟,小脑 0~15 分钟,心脏和肾只有 30 分钟,肝耐缺血时间较长,约 2 个小时。因此,4 分钟之内称为抢救的"黄金期",一般在心搏、呼吸停止 5~8 分钟称为临床死亡期,处于此期的患者仍是有可能被抢救过来的。但如果超过 8 分钟,则进入生物学死亡期,患者无法被抢救过来。因此,抢救必须争分夺秒。

在军事训练过程中,经常有人发生严重的

中暑、大体力运动后突然晕厥或者因外伤出现了休克等情况，出现心跳骤停，所以学会判断心搏呼吸骤停、掌握心肺复苏技术非常必要。

6. 心肺复苏的步骤

心肺复苏是心肺复苏技术的简称，是针对心跳、呼吸停止的伤员所采取的抢救措施。如果身边有人突然呼吸、心跳骤停，请不要慌张，可按下列步骤进行急救，直到急救医务人员到达。

（1）判断有无意识，可以轻拍伤员面部或肩部，大声喊叫名字或大声问："喂，你怎么了？"

（2）如果没有反应，说明意识已丧失，应立即呼救，呼唤其他人前来帮助救人。

（3）放置正确的复苏体位。正确的复苏体位是仰卧位，并要保证伤员身下是坚硬的平面，松开伤员的衣领和裤带。

（4）疏通气道。病人呼吸停止、心脏停搏

时，颈部和喉部的肌肉会松弛，舌头后坠会阻塞气道。因此，疏通气道很重要。具体做法是一手放于病人前额，另一手放于病人下颚，也就是我们说的下巴这个位置，将病人头向后仰，同时向上抬起下颚。

（5）判断呼吸。看病人胸部有无起伏，听病人喉咙部位有无声音，感觉鼻孔有无气息。

（6）人工呼吸。如病人没有呼吸，立即进行人工呼吸。具体做法是用手捏住病人的两侧鼻翼使鼻腔封闭，深吸一口气，用嘴包含住伤员的嘴后用力吹气。吹气时间要达到 1 秒以上，看到伤员的胸部抬起说明吹气有效。这样连续吹气 2 次。

（7）心脏按压。如果进行 2 次人工呼吸后，仍没有任何反应，提示病人自主循环停止，就要实施心脏按压。具体的按压方法是用左手掌跟紧贴病人的胸部（两乳头连线中点），两手重叠，左手五指翘起，双臂伸直，用上身力量用力按压 30 次，按压深度至少 5 厘米，放松时胸部要完全回弹，但施救者的手不要离开伤员的胸部，按压与放松时间要尽量均匀。每按压30次就要做人工呼吸2次。

（8）心肺复苏持续30分钟以上，伤员仍无心搏及自主呼吸，现场又没有进一步救治和送治条件，可以考虑终止复苏。

7. 心肺复苏注意事项

单人实施心肺复苏时，按压与吹气之比为30∶2，即连续胸外按压30次，吹气2次，两次吹气间不必等第一口气完全呼出，2次吹气的总时间应在4～5秒之内。

双人实施心肺复苏时，心脏按压者位于伤员一侧，另一人位于按压者对侧，负责开通气道和吹气、监测颈动脉搏动。为避免劳累，二人交替完成心肺复苏动作。

怎么判断心肺复苏成功呢？触及伤员大动脉搏动，伤员口唇、脸色转红，出现自主呼吸就说明心肺复苏有效。心肺复苏一定要坚持足够长的时间，一般要30分钟以上，在医生等专业人员到场确定伤员已死亡，才可考虑终止抢救。

8. 几种情况处置措施

（1）出血：皮肤少量出血，可用消毒纱布（如无消毒纱布，则应就地取材，选用毛巾、布带等柔韧的类纱布物）压迫止血后包扎；喷射状出血，说明动脉破裂，应用钳夹血管止血，在没有工具的情况下，可在出血伤口上端找到搏动的动脉血管，用手指或手掌将血管压迫在所在部位的骨头上止血；对四肢出血，一般可用止血带或毛巾、手绢等扎在近心端，扎一小时放松 2 分钟。如出血过多或已休克者，应先在现场输血和补液后转送病人。

（2）颅脑损伤：急救者应清除伤员口腔内的呕吐物和血块，头偏向一侧，牵拉出舌头，以防舌头后坠和呕吐物返流到气管，造成窒息。如血液沿鼻腔和耳道流出，切勿用棉球、纱布或其他物品堵塞，以免造成血液返流，引起颅内压升高，细菌也趁机逆行至颅内引起脑膜炎。此时，急救者应用消毒棉花或纱布轻擦流出的血液，保持局部清洁，并将病人送往具备开颅手术的医院。途中密切注意病人的神志、呼吸和脉搏。

（3）颈髓损伤：颈后锐痛、活动时疼痛加剧等症，提示伤员颈髓受伤。对这类伤员应倍加小心。急救关键是立即用颈托，一时无颈托，可临时用敷料、硬板纸或塑料板做成颈圈固定其颈部，勿让头颈左右前后摆动。

（4）脊椎骨折：身体被撞击、挤压时，由于脊椎过度屈曲或直接受外力作用而脱臼或骨折，若搬运不当可立即造成脊椎管内的骨髓损伤，使受损部位以下肢体瘫痪。正确搬运方法是由3～4人平托伤员至木板上，再用绷带固定身体。如现场只有一个急救者，应跑到伤员的后面，两手穿过伤员腋下，扶住伤员上半身，并将伤员的头枕部靠在急救者的肩上或前胸，或用一布条绕胸穿过两腋下，然后慢慢地将伤员向后拖拽，并将其仰卧在木板上固定。

（5）胸部损伤：胸部受到挤压、碰撞时易发生肋骨骨折。此时不要过多挪动胸部和用手触摸。如肋骨骨折者，应用无菌敷料包住伤口，并用绷带裹紧胸部，限制肋骨活动；若肋骨骨折而形成开放性气胸，可在胸部损伤处听到随呼吸发出的吮吸声，此时应立即进行胸部损伤处密闭包扎，以防空气进入胸腔造成肺脏压缩。

（6）锐器插入体内：切勿拔出锐器。如刀插入体内后，肯定刺破了局部血管、神经和肌肉。而这时，锐器正好嵌在创口内，起到了临时"止血"作用。如将锐器拔掉，则创口立即暴露，可引起出血，如出血不止，很可能导致出血性休克；同时，细菌也会趁机进入创口而会引起感染。正确的处理方法是先将两块棉垫安置于锐器两侧，尽量使锐器不能摇动。然后可用绷带绕肢体将棉垫包扎固定。这样在运输病人时，不会使锐器脱出伤口。

（7）严重挤压伤：伤员被重物挤压引起肢体肿胀或青紫时，切勿在患处按摩、热敷、包扎，以免局部产生的肌红蛋白和毒素被吸收到血液，而引起肾功能衰竭。正确的做法是在患处用冷毛巾或冰块湿敷降温，尽量减少其吸收。

（8）四肢骨折：立即用夹板，如无夹板，可用木棍或树枝等临时固定骨折处，注意其长度要超过骨折部位上下二关节距离。

（9）昏迷伤员的救治：应注意开放气道，头略向一侧倾斜，以利于口鼻腔内的分泌物、血液、黏液和其他异物排出体外。取出伤员身上的尖刀、金属币、钥匙等物，以免压伤。

9. 晕厥

晕厥是由于一过性脑缺血、缺氧引起的短暂性意识丧失状态，多在短时间内恢复。诱发因素有紧张、过度疲劳、疼痛、恐惧、天气闷热、体位突然改变、低血糖等。

发现晕厥病人时，抢救可采取以下措施：

- 扶伤者平卧于空气流通的地方，松解衣物、腰带，以利于伤者呼吸，并注意保暖。

- 将伤者头偏向一侧，不能喂东西，防止

误入气道。

- 垫高下肢,以加速血液回流,增加脑部血液供应。
- 可用手指掐压伤者人中、内关等穴,刺激伤者苏醒。伤者意识清醒后,不要马上起身或站立,应缓慢坐起,可以喝一些热水、温糖水或盐水。

10. 人中穴的急救作用

人中穴位于人体鼻唇沟的上中 1/3 交点,是一个重要的急救穴位。平掐或针刺该穴位,可用于救治中风、中暑、中毒、过敏以及手术麻醉过程中出现的昏迷、呼吸停止、血压下降、休克等。刺激人中穴之所以有急救作用,是因为有节律性、连续弱性或强性地刺激人中,能使动脉血压升高,而在危急情况下,升高血压可以保证机体各个重要脏器的血液供应,维持生命。刺激人中穴位,还可影响人的呼吸活动。值得提醒的是,刺激人中穴对呼吸的影响并非都是有利的。如连续刺激可能引起吸气抑制,导致呼吸活动暂停。最合适的是用拇指尖掐或针刺人中穴,每分钟掐压或捻针 20～40 次,每次连续 0.5～1 秒,适当地有节律地刺激,有利于节律性的呼吸运动。

11. 中暑诱发因素

炎炎夏季,官兵执行军事任务时的中暑现象时有发生,那么,诱发中暑的因素有哪些呢?

一是无风的高温高湿天气,也就是我们通常所说的"桑拿天",易引发中暑。

二是急行军、长途奔袭、冲锋、攻占高地、抢修工事等大体力训练与劳动,易引发中暑。

三是非热区部队突然调往热区,对热环境不适应,易引发中暑。

四是水盐补给不足,致使机体缺水影响体温调节,加重心血管系统负担,易引发中暑。

五是体质较弱、大病初愈以及患有严重皮肤病、心肾肝等慢性病者,易引发中暑。

12. 中暑的发病症状

根据发病程度,中暑可分为先兆中暑、轻度中暑和重度中暑。

先兆中暑表现为多汗、口渴、明显疲乏、四肢无力、头昏眼花、胸闷、恶心、注意力不集中、四肢发麻,体温不超过38℃。

轻度中暑表现为面色潮红或苍白、大汗、皮肤湿冷、脉搏细弱、心率快、有血压下降等呼吸及循环衰竭等症状,体温在38℃以上。

重度中暑分为两种情况:一是中暑高热,表现为头痛、不安、嗜睡甚至昏迷、面色潮红、皮肤干热、血压下降、呼吸急促、心率快,体温在40℃以上;二是中暑衰竭,表现为面色苍白、皮肤湿冷、脉搏细弱、血压降低、呼吸快而浅、神志不清、腋温低、肛温在38.5℃左右。

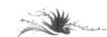

13. 中暑的处置和救治

发现中暑先兆,应立即终止训练。在现场进行降温补水处理,避免发展为中暑。如明确中暑,应迅速将中暑者移至阴凉、通风的地方,同时垫高头部、解开衣裤,以利于其呼吸和散热;如有可能,将中暑者移到有冷气设备的地方。

在快速救治过程中,应掌握好"六字诀":

敷。先用温水,再用浸了冷水的毛巾敷中暑者的头部,或将冰袋、冰块置于中暑者头部、腋窝、大腿根部等处。

泼。为中暑者躯体泼水,泼在皮肤上的水,蒸发较快,以增加降温的效率。

擦。用毛巾擦拭中暑者身体,把皮肤擦红,一般擦 15～30 分钟,即可使体温降低,大脑未受严重损害者多能迅速清醒,用清凉油、风油精涂擦太阳穴、额部等。

促。将中暑者置于 4℃ 水中,并按摩四肢

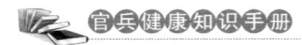

皮肤，使皮肤血液扩张，加速血液循环，促进散热，待肛门温度降至38℃，可停止降温。

针。体温高达40℃以上出现昏迷、抽搐等中暑症状，迅速针刺或指压人中、内关、足三里等穴位，还可静脉滴注5%糖、盐水。

饮。饮用含盐清凉饮料，如冷盐糖水、菊花水或茶水、果汁饮料等，可服十滴水、仁丹、藿香正气水等解暑药，还可静脉滴注生理盐水500～1000毫升。

如出现高烧、昏迷、抽搐者，应组织紧急后送。后送途中要确保呼吸道通畅，尽可能用冰袋、静脉输注冰盐水等进行降温和补液处理。

14. 中暑预防措施

科学安排训练任务。高强度训练要避开高温、高湿时段，宜在遮阳、通风的环境下组织实施。3公里、5公里等长跑课目，尽可能安排在清晨和傍晚时段。各课目训练要注意循序渐进，对于体弱、军事素质相对较差者，不能急于求成，过于要求提高成绩。从室内活动转移到室外训练，要有一定的过渡时间和环境适应期，并在训练前充分活动身体。

（1）精心组织保障。高强度训练和长跑训练前要配备防暑和急救药品，备好防晒用具，备足饮用水、淡盐水和茶水，以备于训练间隙让参训人员适量饮用。执勤时，有条件的要打伞遮阳，涂抹防晒霜，避免强光灼伤皮肤；行军时，清凉油、藿香正气水、十滴水、仁丹、风油精等防暑药品要随身携带，以备急需。有条件的还可配带保温箱，备好冰袋、冰帽，以备处置重度中暑患者使用。

（2）合理调剂膳食。饮食以清淡为宜，而不宜高脂厚腻荤腥、辛辣食品。多准备冷盐水、凉白开水，适当增加绿豆汤、西瓜等防暑饮品和水果；多补充盐分和矿物质，少食冰冻饮料。

（3）保证充沛体力。尽量改善住宿条件，努力为官兵提供清凉、安宁的入睡环境，最佳就寝时间是22时至23时，最佳起床时间是5时30分至6时30分，确保官兵有充足的睡眠恢复体力。切忌躺在空调的出风口或电风扇下睡觉，空调温度也不宜开得过低，以免患上空调病或热伤风。

15. 心理中暑的预防

人的情绪与气候有着密切关系，高温下人体感觉舒适度降低，情绪控制能力变弱，部分人会出现烦躁不安、精神不振等症状；同时因为高温天气，人的食欲普遍下降，加上睡眠质量差和出汗，影响大脑神经活动，同样让人情绪和行为出现异常。医学上称为"夏季情感障碍"，俗称"心理中暑"。

（1）注重自我调节。越是天热，遇事越要心平气和。古人说："调息静心，犹如兆雪在心。"在炎热的夏季给自己打造一个"心理空调机"，为心灵吹风纳凉，空余时间可听听舒缓的轻音乐或闭上眼睛想象森林、蓝天、大海、冰雪等令人感到凉爽的情境，适当给自己一些心理暗示。总之，我们要努力做到"静心、安神、戒躁、息怒"。

（2）有效改善睡眠。野外宿营，条件简陋艰苦，造成一些官兵睡眠质量下降，引起白天情绪不稳、心情急躁。如果夜里没睡好，最好用午睡来补充。

（3）合理安排训练。组织者要顺应夏令昼长夜短的特点，及时调整训练计划，高强度训练应尽量结合地域实际，避开中午炎热时间点，对训练强度也应循序渐进，不随意"加码"，不"急功近利"，保证张弛有度。

（4）科学调剂饮食。夏季军事训练能量消耗较大，为避免电解质代谢紊乱，在官兵出汗多时要适当补充盐分，增加营养。食物以清淡、易消化为好，以果汁、菜汤补充为佳。

（5）多开展娱乐活动。干部要巧妙利用休息之余给战士创造尽可能多的娱乐机会，放松身心，在竞技比赛中挥洒汗水可以释放心理压力，舒活筋骨。积极开展健康向上的娱乐活动，不仅能在心理上起到解暑作用，还可提高部队凝聚力。

16. 冬季训练冻伤的类型

冻伤是人体遭受低温侵袭后发生的损伤。冻伤的发生除了与寒冷有关，还与潮湿、局部血液循环不良和抗寒能力下降有关。一般将冻伤分为冻疮、局部冻伤和冻僵3种。

（1）冻疮。冻疮在一般的低温（如3～5℃）和潮湿的环境中即可发生。因此，我国的北方及华东、华中地区都较常见。冻疮常在不知不觉中发生，部位多在耳廓、手、足等处，表现为局部发红或发紫，肿胀，发痒或刺痛，有些可起水疱，而后发生糜烂或结痂。

（2）局部冻伤。局部冻伤多在0℃以下缺乏防寒措施情况下，耳部、鼻部、面部或肢体受到冷冻作用发生的损伤。一般分为四度：①一度冻伤表现为局部皮肤从苍白转为斑块状的蓝紫色，以后红肿、刺痛和感觉异常。②二度冻伤表现为局部皮肤红肿、发痒、灼痛，早期有水疱出现。③三度冻伤表现为皮肤由白色逐渐变为蓝色，再变为黑色，感觉消失，冻伤周围的组织可出现水肿和水疱，并有较剧烈的疼痛。④四度冻伤表现为伤部的感觉和运动功能完全消失，呈暗灰色。由于冻伤组织与健康组织交界处的冻伤程度相对较轻，交界处可出现水肿和水疱。

（3）冻僵。冻僵是指人体遭受严寒侵袭后全身体温降低所造成的损伤。伤员表现为全身僵硬、感觉迟钝、四肢乏力、头晕，甚至神志不清、知觉丧失，最后因呼吸循环衰竭而死亡。

17. 冬季训练冻伤的预防

多数冻伤是可以预防的，预防冻伤比治疗冻伤容易得多，必须防患于未然。主要预防措施如下：

做好防冻的宣传教育，提高思想认识，加强锻炼，增强体质，提高耐寒能力。①有计划地、循序渐进地组织耐寒锻炼，例如组织部队爬山、拉练、跑步等，坚持冷水洗手、洗脸、洗脚和擦浴（应从热天开始）。②掌握冻伤规律，抓住防冻重点，例如容易发生冻伤的天气，主要是冷天和大风天，特别是气温骤变的天气；易冻部位，主要是身体暴露部位和肢端，如手、足、耳、鼻、颜面等；易发冻伤的时机，多在战士单独执勤，特别是在站岗放哨、站立不动或执行紧急任务时等。掌握好以上规律，采取相应措施，实践证明这样做可以减少或防止冻伤的发生。③加强行政管理，做好物资保证。落实防冻保暖措施，入冬前维修门窗、火炉、火墙、草垫。衣着应温暖不透风，且松紧适度，鞋袜不能过紧。④积极改善伙食，饮食时间合理安排，间隔不宜太长，注意质量，并保证吃热食。⑤运送伤员途中注意防寒保暖。切忌立即用火烤或用雪擦受冻部位。

官兵防冻应做到"七勤""六不要"。即：勤进行耐寒锻炼；勤准备防寒物品；勤烤换鞋袜、鞋垫，尤其是"汗脚"者更应注意；勤活动手足，揉搓颜面；勤用热水烫脚；勤互相督促；勤交流经验。不要穿潮湿、过紧的鞋袜；

不要长时间静止不动；不要在无准备时单独外出；不要赤手接触温度很低的金属；不要用火烤、雪搓或冷水浸泡受冻部位；不要酗酒抽烟，因酒精和尼古丁均有使外周血管收缩和肢体温度下降的作用，为诱发冻伤的因素之一。

18. 冬季训练冻伤的治疗

　　根据不同的伤情，我们可以做如下的处理：
　　使病人迅速脱离寒冷处，送其到温暖的室内，脱去其潮湿的衣服鞋袜，并保持室温20～25℃，切忌用火烤冻伤部位，治疗以外治为主。
　　冻伤初起者如发现皮肤有发红、发白、发凉、发硬等现象，应用手或干燥的绒布摩擦伤处，促进血液循环，减轻冻伤。轻度冻伤处可用辣椒泡酒涂擦便可见效。如发生身体冻僵的情况，不要立即将伤者抬到温暖的地方，应先摩擦肢体，做人工呼吸，待伤者恢复知觉，再送其到较温暖的地方抢救。一旦发生冻伤，切忌用雪团揉搓冻伤部位，因为这样会散发更多的体热使冻伤加重。

可将受伤的手按在腋窝下加温,冻伤的脚可放在同伴的怀里或腋窝下加温。如有条件可放在43℃左右的水中浸泡复温。水温太低时效果不好,超过49℃时易造成烫伤。复温速度越快越好,能在5～7分钟内复温最好,最迟不应超过20分钟。复温太晚可能增加冻伤晚期的并发症。

(1)一度冻伤防治。①冻疮初起时,用电吹风直接吹患处,每次5～10分钟,吹两三次后即见好转;②生姜切片,摩擦常患冻疮处,每日两次,连擦1周;③取用少许风油精涂擦患处,接着用手轻轻揉搓,直至局部发热,每日3次,连续3周;④先用热水洗净局部擦干,然后贴上伤湿止痛膏,每天1次,两三次即奏效;⑤用"十滴水"外擦冻疮局部,每天6～10次;⑥对一度、二度冻伤损害可用不含酒精的消毒剂清洁伤处和周围皮肤,而后用干软的辅料进行保暖包扎,或涂抹冻疮膏,对较大的水疱可吸出疱液后包扎。

（2）二度冻伤的治疗。①如有水疱，可用消毒针穿刺抽出液体，再涂抹冻疮膏；②如果皮肤有破损，则需要尽快用新霉素软膏涂抹，防止感染；③严重感染应口服或注射抗生素，常规进行破伤风预防注射。

（3）三度、四度冻伤的治疗。对三度、四度冻伤则须在保暖的条件下抢救治疗，原则上应尽早住院治疗。①抓紧时间尽早快速恢复体温；②复温后局部立即涂敷冻伤外用药膏，可适当涂厚些，指（趾）间均需涂敷，并以无菌敷料包扎，每日换药一两次；③改善局部循环；④抗休克，抗感染和保暖；⑤应用内服化瘀等类药物。

19. 高原驻训眼部疾病的防治

提起"结膜炎"，大家想到的病因通常是细菌、病毒感染，其实除此之外，高原复杂多变的自然环境，包括风沙、尘埃、烟雾、强光以及强烈的紫外线照射都可诱发眼部患病。其他如用眼习惯不好，长期视疲劳、吸烟饮酒也可使眼睛患病。较为常见的有过敏性结膜炎、沙眼、干眼症等。

患过敏性结膜炎的官兵，眼痒是最显著的症状，同时还伴有鼻痒、流清鼻涕、打喷嚏等过敏性鼻炎的症状。急性过敏性结膜炎患者可在短期内使用激素类眼药水滴眼，以及服用抗组胺药。治疗慢性过敏性结膜炎也可以在短时间内用激素类眼药水滴眼，但激素类眼药水只能在短期内使用。最好的方法是，让官兵先做眼结膜细胞刮片，找出过敏源，然后进行脱敏治疗，这样才能真正达到治本的目的。

干眼症是指因泪液的量或质的异常引起的泪膜不稳定和眼表面损害，从而导致眼部不适症状的一类疾病，为常见的眼表疾病。天气干燥、长时间注视电脑屏幕或开车、过度疲劳、睡眠不足等均可诱发或加重病情。出现干眼症时，可用"玻璃酸钠"滴眼液缓解不适症状。要注意调护和预防再次复发，避免长时间用眼，养成经常眨眼的习惯。

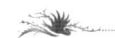

常见的沙眼，是沙眼衣原体引起的一种慢性传染性结膜炎。沙眼感染早期引起不同程度的怕光、流泪、发痒、异物感、分泌物增多等症状，眼睑结膜血管充血，严重者可侵犯角膜而发生角膜血管翳。治疗以局部用药为主，常用利福平、金霉素、红霉素和氧氟沙星滴眼液等。急性期或严重沙眼患者，除局部用药外可口服四环素或磺胺类药。

20. 高原驻训传染病结膜炎的预防措施

高原地区自然环境恶劣，各种病原微生物广泛存在，结膜又直接与外界接触，所以病原微生物常可通过手、物、水等媒介的直接接触传播，引起结膜炎。预防"红眼病"和预防其他传染病一样，必须消灭传染源、切断传播途径两个环节。具体措施如下：

（1）定期对营区环境消毒。准备充足的杀毒、消毒药品以及相应的器具、设备，以便驻地营区环境的消、杀、灭工作开展。重点对饭堂、洗澡篷、野战厕所等容易滋生细菌病毒的场所进行杀毒处理。

（2）养成良好的卫生习惯。由于"红眼病"病人眼分泌物中含有大量病毒、细菌，在日常生活中，通过手或物均可传染，因此平时要养成良好的个人卫生习惯，注意不用脏手揉眼睛，勤剪指甲，饭前便后洗手。万一接触到沾有病菌的物品应用肥皂洗手。

（3）适当与患者保持距离。预防该病主要是控制传染源，隔离病人，患者所用毛巾、手帕、脸盆、眼镜等须经常消毒，并分开摆放。当出现官兵患病后，与之接触人员可适当使用消炎眼药水进行预防。

（4）规范对患病者的管控。发现该病应及时向主管卫生、防疫部门报告，立即就医治疗，并采取适当的隔离措施，避免扩大传播。病人洗漱用品严格隔离使用，每日煮沸消毒或用开水浇烫；其他物品，用75%酒精擦拭消毒或煮沸消毒。治疗过程中，注意观察病情，防止眼部并发症发生。

21. 急性高原反应

进入高原后由于急性低氧而引起的一系列反应,叫作高原反应。一般来讲,普通人从平原进入海拔4000米以上的高原急性高原反应发生率为60%~90%。常表现为头痛、心悸、胸闷、乏力、食欲减退、睡眠障碍,重者甚至出现恶心、呕吐、嘴唇发绀等症状。

针对上述症状,一般治疗原则主要以休息、吸氧、调节饮食为主,同时也应进行对症治疗,如头痛、头晕可服用索米痛片、氨非苯,也可服用阿司匹林(用量严谨过大);恶心、呕吐可服用甲氧普胺、氯丙嗪。对于急性高原反应的预防一般以药物预防为主,生理预防为辅。进入高原可服用乙酰唑胺、地塞米松、人参、复方党参及红景天等药物,这些药物可以提高机体免疫力,增强红细胞携氧功能,同时还应避免上呼吸道感染、过度劳动和剧烈运动,做好防寒保暖工作。

22. 高原肺水肿

进入高原,少数人因低氧加之某种诱发因素,引起肺动脉压突然升高,肺血容量增加、肺循环障碍。微循环内液体露出至肺间质和肺泡而引起的一种高原特发病。患病率一般为0.5%～1.0%,人多在进入高原一周内患病。

此病早期常表现为疲乏、头痛、胸闷、气促、全身不适、畏寒、咳嗽不止并带有白色或黄色泡沫痰,只有病情严重时痰中才会带血。听诊器检查肺部有中小水疱音。治疗原则首要措施是卧床休息和吸氧,含服硝苯地平10毫克,每天3次,同时静脉滴注胺苯碱0.25毫克,呋塞米20～40毫克,以降低肺动脉压促进水肿液从尿中排出。

23. 进驻高原前的准备工作

进入高原前所有人都必须进行严格体检，患有器质性心脏病、高血压、慢性呼吸系统疾病及其他脏器功能不全者严禁进入高原。初入高原者，由于缺乏对高原环境的了解，再加上自然条件的影响，容易产生紧张、恐惧情绪，这也是导致高原病发生的直接诱因。因此，进驻高原前要进行有针对性的健康教育和心理疏导，使官兵消除紧张和恐惧心理。

24. 海上训练防海蜇

海蜇，俗称水母、石镜、蜡、蒲鱼、水母鲜等。海蜇是生活在海中的一种腔肠软体动物，体形半球状，可食用。海蜇的上部呈伞状，直径可达0.5米，最大可达1米，胶质较坚硬，通常为青蓝色、白色，称为"海蜇皮"；下有8条乳白色口腕，缺裂成许多瓣片，其下有丝状物，呈灰红色，叫"海蜇头"。海蜇广布于中国南北各海域中，尤其是浙江沿海最多。

人体皮肤薄嫩处最易被蜇伤，一般可在数分钟后出现触电样刺痛感，数小时后伤区逐渐出现线状排列的有红斑的血疹，痒而灼痛。敏感性强的患者局部可出现红斑水肿、风团、水泡、瘀斑，甚至表皮坏死。轻者1～2天皮疹可消退，多数患者1～2周皮疹结痂而愈。若全身多处被蜇伤或被毒性强的海蜇蜇伤，常在1～4小时内出现畏寒、发热、腹痛、倦怠、出冷汗，严重者可致死亡。

预防海蜇蜇伤最重要之处在于避免与海蜇接触，尤其是在进行赤背蛙泳时要做好个人防护，切勿麻痹大意。注意不要直接接触海蜇须，有特异敏感体质的人应禁止下海训练。海训区域在海训期间应设浮标栏网，并在海边竖立醒目宣传警戒标志，并配合预防伤害的科普教育宣传广播，以使官兵获取自我防护的知识和能力。下海游泳或在海中乘船者若发现海蜇千万不可碰触，更不能捕捞，若在海上发生意外，更不易抢救。一旦被海蜇蜇伤，伤者切不可惊慌，只要及时到医院诊治，一般都能较快好转和痊愈。反之，如果被蜇伤者举措失当或大意麻痹，则易出现溺水、跌伤或因救治不及时而发生危险并加重病情。

25. 被海蜇蜇伤的治疗方法

特别需要提醒的是，海训官兵一旦被海蜇蜇伤，不要用淡水冲洗，因为淡水会促使海蜇触手上的刺胞释放毒液，应尽快用毛巾、衣服、泥沙擦去黏附在皮肤上的触手或毒液，可以用碳酸氢钠（小苏打）或明矾清洗伤处。若损伤面积大，全身反应严重者，要及时去医院治疗。

26. 皮肤病防治要点

皮肤病不是引起伤残和意外死亡的主要原因，但对部队战斗力的影响很大。在 20 世纪 80 年代对越自卫反击战中，我军前线出现了大量烂裆、癣病等皮肤病；1998年抗洪抢险和2008年抗震救灾期间，皮肤病发病率依然高居各病之首，有的部队罹患率为40%～50%。

皮肤病的种类很多，常见的有：癣病、皮炎（日光性、神经性、接触性、虫咬性）、湿疹、疥疮、疱疹、痱子、瘙痒症、荨麻疹等20多种。但与野外驻训有关的常见皮肤病主要是癣病和皮炎，必须掌握其防治要点。

（1）注意个人卫生。勤洗澡、勤换洗衣服，尤其是内衣内裤要保持卫生和干燥。在炎热的夏天，训练结束后，都应及时洗个凉水澡，换上干燥的内衣内裤，这是预防皮肤病最关键的一步。此外，野外作训时衣服、鞋袜洗换困难，也是皮肤病高发原因之一，正因为如此，天气好时，注意洗换衣、袜，及时晾干。

（2）注意管好用好毛巾。洗澡、洗脸用的毛巾每天都要用肥皂洗净、晾干。过去我们在检查中发现，官兵用的毛巾晾晒很不正规，有的晾晒密度较大，互相间紧靠在一起；有的重叠，根本没有展开；有的为了好看，统一叠成豆腐块，放在漱口盅上面；有的拧成一团，放在洗漱桶内。这些都为病菌生长繁殖提供了良好的培养条件。

（3）注意洗澡方法。除每天坚持用清水冲洗一两次澡外，还应讲究洗澡方法，会阴部尽量少用刺激性强的香皂或洗澡液，避免反复擦洗、损伤皮肤。洗完澡后应将身上的水擦干再换上干净的衣服。

（4）注意皮肤保健。皮肤发痒时，尽量避免搔抓，可用止痒清凉油等药物消除，防止皮损引起感染。皮肤有问题应及时就诊，在卫生人员的指导下做好防治工作。

（5）注意正确治疗。不同的皮肤病其用药截然不同，需要卫生人员诊断后再用药。一般来讲，除过敏性皮炎可用皮质激素类软膏治疗外，其他性质的皮炎如真菌性皮炎，不能用激素类软膏，否则会加重病情。

（6）对于虫咬性皮炎的防治。野外驻训期间经常会碰到这方面的问题，这种皮炎在夏秋季节好发于暴露部位，呈现局部红肿、丘疹或瘀点，表面可出现水疱，皮肤中心可见叮咬痕迹。防治措施有：①注意打扫室内外卫生，清除昆虫滋生地；②尽量采取各种驱虫措施，如夜间关灯、点蚊香、擦花露水等；③野外作业或夜间值勤时，穿长袖衣裤，扎紧袖口裤脚，尽量少暴露皮肤；④已被叮咬者，外用风油精、清凉油及皮质激素类软膏涂擦，重者可口服抗组织胺类药物。

27. 足癣（脚气）

夏秋季节空气潮湿，官兵出汗明显增多，脚趾间易发生瘙痒，引发足癣（脚气）。

足癣是由皮肤癣菌感染侵入趾缝、足底、足跟部引起的浅部真菌病，主要症状表现为脚趾缝间皮肤出现水疱或糜烂，或角化脱屑，常伴瘙痒，重者有疼痛感。南方地区阳光充沛，平均气温较高；雨量充足，常年湿度较大，利于各类真菌生长。特别是在外驻训部队，由于集体生活环境差，工作训练强度大，出汗多，用水洗澡不便等原因，如果不注意个人卫生，更易造成交叉感染。

足癣的治疗周期相对较长，治疗失败或久治不愈的常见原因为：①治疗不彻底。瘙痒、脱屑等临床症状的消退和真菌学治愈是不同步的，临床症状的改善不适宜作为终止治疗的指征。②重复感染和交叉感染。集体生活使用公共设施较多，难免直接接触患者使用过的脸盆、毛巾、拖鞋等，造成交叉感染。③不良的卫生习惯，特别是在下水训练之后，潮湿的环境为真菌的滋长提供了便利。④皮质类固醇激素的滥用，令全身或局部免疫力下降。

28. 体癣与股癣

体癣是除头皮、毛发、掌跖、指甲以外的平滑皮肤上的皮肤癣菌感染。股癣是发生于腹股沟、会阴、肛周和臀部皮肤的皮肤癣菌感染。

（1）体癣，常由足癣自身传染而来，也可由接触患癣病的猫、犬而染病。初发为针头到绿豆大小的丘疹、水疱或丘疱疹,从中心向外发展,边缘有散在的丘疹、水疱、鳞屑连接成环状隆起,中心有自愈倾向,愈后留下暂时性色素沉着。瘙痒明显,一般夏、秋季初发或症状加重,冬季减轻或停止。

(2) 股癣,男性患病率明显高于女性,发病与温暖潮湿、肥胖或局部潮湿多汗有关。初为丘疱疹,逐渐增多扩大,在上股部近腹股沟处形成弧形损害。由于皱褶两侧皮肤相互接触,常为鲜红色水肿性红斑,可沿腹股沟处播散。

股癣和体癣原则上以外用抗真菌药为主,如咪康唑乳膏、酮康唑乳膏、联苯苄唑乳膏、特比奈芬乳膏等,用后效果不好或面积较大者,可口服抗真菌药物,如伊曲康唑、特比奈芬等。

体癣与股癣的预防:①避免和其他患者,包括有癣病的动物密切接触;②对贴身衣物应消毒,清洗后在阳光下暴晒;③肥胖者应保持皮肤干燥;④避免滥用糖皮质激素、免疫抑制药等。

29. 隐翅虫皮炎

隐翅虫是一种甲虫，体长6～8毫米，爬行甚快，善飞翔。常栖息于草木或山石下，以8月、9月份活动最甚。隐翅虫有昼伏夜出，喜在灯光下飞行的习性。虫体内含有一种强酸的毒液。从不主动叮人，但当其爬行于人体时，若无意中被人拍打，将虫体击碎，其毒液沾染皮肤，即可引起急性皮炎。

隐翅虫皮炎发生在接触虫体毒液的部位。皮肤损害为条状的紫红色斑，上面有成群的粟粒大小水疱、脓疱，红斑中心还有紫黑色浅坏死区，有热辣辣的痛感，局部淋巴结可引起肿大压痛，较重的患者还可引起发烧、头痛等全身症状。本病多发生在8月、9月份，一般经治疗1～2月可痊愈，愈后留淡黑色色素沉着斑。

隐翅虫皮炎的预防：应注意驻地环境卫生，铲除杂草，消灭有害昆虫。当虫体在人体皮肤上爬行时可用手轻拂，勿将虫体拍碎，否则即可引起皮炎，如虫体已拍碎，应立即用肥皂水清洗患处，还要注意接触过毒液的手指也应用肥皂洗净，否则手指接触他处皮肤亦可令其致病。

隐翅虫皮炎的治疗：如接触毒液的皮肤已有水疱、渗液，应立即采用0.1%雷夫奴尔溶液湿敷患处，每日4次，每次半小时，或采用鲜马齿苋60克，水煎、冷却后湿敷患处有效果。轻症患者可外涂炉甘石洗剂，皮肤化脓感染者应服用抗生素。

30. 日晒伤

日晒伤又称晒斑或日光性皮炎，是强烈日光照射引起皮肤急性光毒性反应。其反应的强度与光线强度、照射时间和范围、肤色等因素有关。濒海训练战士、高原居民、雪地勘探者或水面作业者发病较多。

日晒伤多发于盛夏酷暑季节，好发于暴露

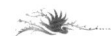

部位,如颜面、颈部、手臂、手背等。发生日晒伤后的皮疹多在晒后数小时内出现,初为受晒皮肤红肿、严重时可发生水疱,甚至大疱,患处感灼热疼痛或微痒,衣服摩擦后自觉灼痛。日晒伤一般1～2天渐愈,有脱屑或轻度色素沉着,严重者可有全身不适、发热、头痛、恶心、呕吐、心慌,甚至休克等全身症状,约1周才能恢复。

31. 如何避免日晒伤

(1) 夏季晒太阳不能过度,特别是对日光敏感的人。

(2) 避免突然、长时间、大面积日光暴晒。

(3) 热天多服些解暑汤,如绿豆汤、金银花茶等。

(4) 逐步增加光接触量可预防本病。

(5) 外出应撑伞,戴宽边帽,穿长袖衣服,如果接触较强的自然日光,可于晒前15～

30分钟涂防晒霜或防晒油。

（6）盛夏时，避免在12点至14点半这一时段进行长时间的暴晒或训练。

（7）战士训练时戴迷彩帽，穿长袖迷彩服以减少皮肤暴露部位，训练前应用防晒用品，训练中每1～2小时重新涂抹1次。

（8）训练场开设休息帐篷，可搭设在树荫处，或在蓬顶搭设伪装网或铺杂草和树枝。

32. 冻疮

冻疮是机体对寒冷发生的异常反应。寒冷会使皮肤的血管发生收缩，局部皮肤出现缺血缺氧，令代谢发生失常。久之血管就会表现出麻痹扩张、瘀血、血浆渗出的症状，从而引起局部的组织水肿、水疱的形成及组织的坏死、溃疡形成等症状。潮湿及风速可加速体表的散热功能，故冬季潮湿多风地区，冻疮的发生率比干燥地区表现的高。

此外，自主神经性的紊乱、肢端血供不良、

鞋袜过紧、手足多汗、缺乏运动、营养不良、贫血及一些慢性疾病的发生，也常为本病的主要诱因。因此在日常生活中，一定要注意各方面的调节工作。

冻疮多发生在手背面、足背面、手指、足趾、鼻尖、面颊和耳部等末梢部位，常对称分布。早期无不适感觉，或局部有麻木感，以后有痒、胀或灼热感，暖后尤甚，有溃疡时可感觉疼痛。经常在初冬季节即开始发病，气候转暖可自愈，第二年冬季常再复发。

发生冻疮后，每日用温水清洗后，外用冻疮软膏或涂搽辣椒酊，每天两三次。有溃疡时外用5%硼酸、10%鱼石脂软膏等对症治疗，也可口服烟酰胺片。

33. 痤疮

痤疮俗称"青春痘""粉刺"，是一种累及毛囊皮脂腺的慢性炎症性皮肤病，具有一定损容性。主要与雄激素、皮脂腺分泌增加、毛囊皮脂腺开口处过度角化和痤疮丙酸杆菌感染有关。痤疮多发生在青春期或成年人，主要表现为毛囊丘疹、粉刺、脓疱、结节、囊肿。

痤疮的预防：

（1）饮食清淡，多食水果、蔬菜，少吃肥腻、辛辣食物，少烟酒，不喝浓茶和咖啡，保持大便通畅。

（2）调整睡眠，作息有规律，少使用计算机，减少辐射。

（3）保持心情舒畅，减少压力。

（4）忌搔抓和自行挤压，以免留瘢痕。

（5）注意皮肤清洁，油性皮肤可选用硫黄香皂洗浴，减少油脂分泌。

（6）可选择挤压出粉刺后外敷药物面膜或石膏倒模等。

（7）及时就医，在医师的指导下，根据不同的表现选用不同的治疗方法。

此外，训练可致大量流汗、皮肤油脂分泌增多，注意加强皮肤的清洁，保持良好的心态。控制饮食，规律生活，不要过度挤压及抠抓，勿听信广告或美容产品宣传，要到正规医院治疗。

34. 疥疮

疥疮是由疥虫引起的接触性传染性皮肤病。可通过直接接触传染，比如同卧一床、握手等；还可以通过间接接触传染，如衣服、床单、被褥、枕头、毛巾等。因其传染性较强，容易在集体生活的人群中互相传染。对该病应做到早发现、早诊断、早治疗。治疗方法要得当，用药前用热水、肥皂洗澡，洗澡后半小时用林旦乳膏 30 克从颈部往下擦遍全身，特别是重点擦皱褶部位，24 小时后再次洗澡，换上清洁衣服和床上用品，擦药前所用衣物和床上用品需用开水消毒，密切接触者、有类似症状者应同时治疗，防止相互传染。战友们要注意勤洗澡，勤洗勤晒衣服、被褥，不与疥疮患者密切接触，生活用品分开摆放。

35. 阴囊皮炎

阴囊皮炎，俗称"烂裆"，是指阴囊皮肤被汗液浸渍，出现皮肤潮红、脱皮，甚至糜烂、流水，痒痛难忍，较重的患者阴囊皮肤明显红肿，血水淋漓。

我国南方地区夏日气温高、湿度大，在卫生条件较差的环境生活，很容易发生阴囊皮炎。官兵大量出汗后，皮肤受汗液浸渍，在不能及时洗澡和更换衣裤的情况下，汗液中的一些物质刺激皮肤，再加上进食蔬菜少，容易发生核黄素缺乏症，引起阴囊发痒、脱皮。此外，潮湿的皮肤容易受到霉菌感染，容易发生股癣和阴囊癣，因为阴囊部皮肤较嫩，一抓就烂，很快又出现湿疹样的皮肤病变。

阴囊皮炎临床表现：首先是阴囊发痒，阴囊两侧和大腿接触部位出现红色斑和少许糠秕状脱屑，并逐渐向阴囊前侧扩展，外观潮红，搔抓后出现红肿、糜烂、渗液，看上去血水淋滴，患者痒痛交加，步行困难，这就是典型的"烂裆"。若患"烂裆"的同时，出现舌尖发红、口唇红肿和干燥脱屑，口角发白或糜烂等，则可能是缺乏核黄素所引起。核黄素缺乏的典型患者，在阴囊中缝和两侧可以看到分布对称的淡红色斑，其上有灰褐色鳞屑或结痂，阴囊皮肤往往比较肥厚。

阴囊皮炎的预防：

（1）注意个人卫生。要保持阴囊部干燥，勤擦澡，勤换内裤。在用水困难的地方，也应每天用皮肤清洁剂擦拭阴部、股部。

（2）注意膳食营养和烹饪技术的提高，粗细搭配，减少核黄素的损失。

（3）尽可能多地吃蔬菜、水果，以补充身体内需要的维生素，对预防阴囊皮炎的发生也有一定作用。

（4）患股癣、体癣、足癣者应及时采用药物治疗，以免蔓延至阴囊上。

早期阴囊皮炎皮肤潮红脱屑，可外用爽身粉。对已经出现红、肿、糜烂，且渗液较多者，必须采用药物湿敷，如黄连素水溶液或洗必泰液，或用黄连素粉（黄连素片研成粉）撒在阴囊上亦有效果。如阴囊长癣可外擦克霉唑霜或益康唑霜。对核黄素缺乏引起的阴囊皮炎，可口服核黄素片。

36. 野外驻训官兵的生殖健康管理

受恶劣天气和环境及保障有限等因素影响，官兵在野外驻训期间容易发生生殖器官伤病。最常见的有两类，一类是物理性损伤，主要是在军事训练中，外生殖器遭受损伤。另一类是生殖器官感染，因部分官兵缺乏生殖器官保健常识，在野外训练中又不注意生殖保健，容易造成生殖器感染。野外驻训官兵生殖器易感染的原因：一是会阴部是一个特殊的部位，皮肤黏膜细嫩，汗腺丰富，容易出汗，局部潮湿，是细菌生长繁殖的温床，若训练后不及时清洗，容易造成皮肤、外生殖器感染，如男性龟头炎、尿道炎，女性前庭腺炎、尿道炎、尿道口炎等。

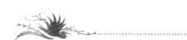

二是如果会阴部外生殖器损伤未得到及时正确处理，也会引起上述部位炎症的发生。三是野外驻训用水紧张，部分官兵到小河沟或鱼塘洗澡、洗衣服，有时在武器装备保养、生产劳动或上完厕所后不及时洗手，也没擦干净手上的污物，造成腐蚀性的油污、细菌经尿道口侵蚀生殖器官，引起内生殖器官急慢性疾病，男性多见前列腺炎、睾丸炎、附睾炎，女性多见阴道炎、宫颈炎、宫内膜炎、输卵管炎，造成不孕不育。

为避免生殖器官患病，要做到以下四点：

（1）重视生殖器官健康管理。人体生殖器官是产生生殖细胞、繁殖个体、延续种族、分泌激素、维持性特征的器官。当其形态功能改变后，其功能降低或消失，影响机体健康和生长发育，造成不能生育，导致家庭不稳定、军营不和谐，从而影响军队战斗力。因此，一定要重视官兵的生殖健康管理，通过上生理常识课、个别心理咨询、印发《野外驻训健康手册》《男性健康手册》《女性健康手册》和《避孕节育知识手册》等方式，强化官兵的生殖健康管理意识。

（2）加强健康保护。野外驻训官兵首先尽量选择纯棉或者宽松的内衣裤，以利于透气吸汗；衣服要洗净晾干，以减少细菌的生长环境，减少感染机会。另外，平时多吃水果和蔬菜，适时吃一些含锌类丰富的食物，如海产品、豆制品、葱等食物，这些食物含有丰富的生殖腺内分泌素，有益于生殖健康。还要科学施训，避免强度过大，并做好自身防护措施，防止会阴部和外生殖器意外损伤。

（3）减少不健康因素。在野外恶劣条件下，青年官兵更要讲究个人卫生，克服不良的生活陋习，注意帐篷内保持通风干燥；不要随意到水塘、小河沟里游泳洗澡；内裤和袜子要分开清洗，并暴晒晾干；禁止共用桶、盆和拖鞋，坚持每天用干净的温水淋浴，减少盆浴。如没有干净水源时可将水加热后再使用，必要时也可用消毒湿巾擦洗，解决缺水问题。每日睡觉前将被子枕头、床单抖一抖、拍一拍，去除灰尘和虫子。另外,还要做到"五不",即不憋尿、不久坐、不贪凉、不喝酒、不食辛辣。

(4)学会自我检查。学会自我检查、早期发现异常。平时多学些生殖器官保健知识,学会自我检查,当发生不适时,如会阴部位皮肤黏膜出现红斑、硬结、水泡、糜烂及溃疡等症状,尿道口流出异常分泌物或者尿频、尿急、尿痛、排尿困难,又或者出现尿闭及脓血尿或双腹股沟淋巴结肿大等症状,应及时就医。

生殖器官是个人隐私部位,如果出现上述各方面的伤病,不要讳疾忌医,而应及时诊治,以减少后遗症和并发症。治疗生殖器官伤病切忌擅作主张,盲目吃药,更不能到一些无资质的医疗单位问诊就医,也不能相信街头巷尾包治百病的"游医"流言。

37. 毒蚊虫

官兵在野外驻训期间,对被毒蚊虫叮咬的预防和应对:

（1）野外行军尤其是穿越丛林时应扎紧袖口和裤腿口，并在裸露的皮肤和衣服上涂风油精、花露水、清凉油等。如没有专业药物，也可用肥皂水和维生素 B2 水溶液代替。

（2）野外作业前应避免用香皂沐浴或使用香味浓郁的护肤品。出发前吃一些大蒜或将大蒜汁涂抹于皮肤上，也能起到驱蚊虫的作用。

（3）遇到毒蜂要就地蹲下，屏息敛气，用随身携带的物品遮挡脸部和头颈，待蜂群活动恢复正常后，再慢慢离开。若被毒蜂蜇了，最好用食醋洗涤及外敷，然后用力掐住被蜇伤的部位，用嘴吸出毒素。

（4）被毒蚊虫叮咬后，应及时给伤口上药。如缺乏专业的消炎解毒药，可用肥皂水和盐水反复清洗，或将废茶叶捣烂，敷在伤口处，达到止痛、消肿、止痒的效果。也可将 1～2 片阿司匹林捣碎，用少许凉开水溶化，搅拌成糊状，涂在被蚊虫叮咬的地方。如出现腹泻等症状，要及时找军医诊治。

38. 毒蚂蟥

由于蚂蟥的唾液有麻醉和抗凝作用,在其吸血时,人往往无感觉,当其饱食离去后,伤口仍流血不止,常会造成感染、发炎和溃烂。因此,野外行军时,除应扎紧裤腿外,还要尽量避免走水路,并在鞋袜和裤脚涂上肥皂水或大蒜汁。涂一次的有效时间为2～4小时,应根据情况反复涂抹。

蚂蟥吸附在皮肤上时,千万不要用手去拔或硬扯,因为这样不仅会让它越吸越紧,还会使它的口器断落于皮下,引起感染。可用拍打周围皮肤产生震荡的方法使其脱落。又或将浓盐水、肥皂水、烟油、酒、醋等涂在蚂蟥身上或用烟火熏烤,也能使它很快脱落。

被蚂蟥叮咬后,应用碘酒或酒精对伤口进行消毒,以防引起感染。若伤口出现红肿,要请医生处理。

39. 毒蛇

潮湿的草丛、河滩及灌木丛里，经常有蛇出没。进入这些地带前，应在鞋面和裤脚抹上雄黄或醋。在野外宿营时，应在帐篷四周撒上一圈雄黄粉，以防毒蛇来袭。

野外行军特别是夜间行军时，最好用一根棍子探路，边走边敲打，使蛇惊吓而逃。如果蛇已被惊动并且立起身准备攻击时，可用棍子防身。如时间允许，可在身前撒些雄黄粉，也可用毛巾之类的东西抛向别处，引开蛇的注意力。

如被毒蛇咬伤，首先要保持冷静，切不可乱跑，这样会加速毒液扩散。其次要立即缚扎，用止血带缚扎伤口上端5～10厘米处，如无止血带可用毛巾或布条代替。缚扎时不可太紧，应可通过一指，每2小时放松一次，每次放松1分钟。然后以生理盐水或清水清洗伤口，以消毒刀片将伤口切开成十字形，将毒血吸出。

直接口吸时，实施者口腔内不能有伤口，否则可能引起中毒。伤口处理完后，口服季德胜蛇药片，或将蛇药片用清水溶成糊状涂在创口四周。出现明显中毒症状的要立即送医疗机构救治。

40. 野外作训防雷击

官兵们在野外作训为防雷击，要注意做到以下几点：

（1）不要靠近空旷地带或山坡上的孤树。雷雨天气，如果官兵们身处空旷地带的树木、孤立的岗亭、棚屋等高大物体旁边，就应该马上离开。如果来不及离开，则须与高大物体至少保持3米远的距离，并立即蹲下，双手抱膝，胸口紧贴膝盖，尽量低头，因为头部最易遭雷击。如果能披上雨衣，防雷效果更好。但千万不要为了降低高度躺在地上、壕沟或土坑里。

（2）不要在水面和水边停留。看到乌云密布，雷雨天气即将来临时，请迅速离开湖泊、河流等开阔水域。立即停止游泳、冲锋舟等水中训练，也不要在河边洗衣服。因为水面易遭雷击，况且在水中若受到雷击伤害，还会增加溺水的危险。

（3）不要快速移动。官兵在野外驻训时若遭遇雷雨天气，大多数都会选择快速奔跑找地方避雨，其实这是非常危险的。若当时已身在雷区，快速移动会增加被雷电击中的概率。如果身边确实有危险物品，需要即刻逃离，则应选择双脚并拢跳离。

（4）远离金属物质。在雨中行走时不能撑铁柄雨伞，不能把工兵锹等金属物品扛在肩膀上。避雨时要观察周边是否有金属晒衣绳、铁丝网、铁栅栏等。唯一可以靠近的金属就是汽车，车壳是金属的，有屏蔽作用，就算闪电击中汽车，也不会伤人。因此，车厢内是躲避雷击的理想地方。

（5）不要打手机和使用无线电设备。雷雨天气，无论在室内或室外都不要打手机或者用耳机听音乐。有些官兵认为，建筑物一般有避雷装置，雨天时在室内可以用手机，其实不然，手机的电磁波是雷电很好的导体，能在很大范围内收集引导雷电。据研究，如果手机信号过强，有时连避雷针也不起作用。如果训练中正在使用无线电设备，应及时关闭电源、拔掉插头。

41. 被雷电击伤后如何处理

被雷电击伤后，有可能会发生起火、烧伤或者晕死等几种情况，了解掌握雷击后第一时间的应急处置办法，对挽救官兵的生命至关重要。

（1）晕死。雷击发生时，伤者突然倒下，口唇青紫，叹息样呼吸或者不喘气，大声呼唤也没有反应，表明伤者意识丧失、呼吸心跳骤停，这时应首先呼叫120，然后抓紧时间进行现场心肺复苏。伤者心跳骤停的6分钟内若能有效进行心肺复苏，抢救成活率可达40%以上，若延误时间，成活率会明显下降。

（2）起火。此时应马上让伤者躺下，以避免火焰烧伤面部，也可往伤者身上泼水，把伤者裹住隔绝空气以扑灭火焰。伤者切勿因惊慌而奔跑，这样会使火越烧越旺，可在地上翻滚以扑灭火焰，或趴在有水的洼地、池中熄灭火焰。然后，尽快送医。

（3）烧伤。烧伤后要及时进行冷疗。冷疗就是将烧伤的部位放在流动的水里冲洗或放在大盆凉水里浸泡，如果没有自来水可以将肢体放入井水、河水中。冷疗可降低局部温度，减轻创面疼痛，阻止热力继续损害及减少渗出和水肿的可能。冷疗持续的时间，以创面不再剧痛为准，一般为 0.5～1 小时。有条件的情况下，还可以在水中放些冰块来降温。有水疱的不要弄破，也不要撕掉疱皮，以减少创面受污染的几率。创面不要涂有颜色的药物或覆盖有油脂的敷料，以免影响医生对创面深度的诊断与处理。用干净的被单或者布料包裹保护创面，然后尽快送医。

42. 烧烫伤

烧烫伤是生活中最常见的意外伤害。火焰、沸水、热油、热蒸汽、辐射、化学物质等都能引起烧烫伤。烧烫伤发生后伤员的皮肤出现发红、肿胀、火辣辣地痛；如果烧烫伤位置较深，皮肤还会出现明显的水泡；如果烧伤严重还会伴有其他器官组织的损伤，甚至危及生命。

一旦发生烧烫伤意外要立刻进行冷却处理，归纳为"冲→脱→泡→盖"四个步骤。

冲：用流动的冷水持续冲洗伤口 15～20 分钟，冷却处理非常关键，越早越好。

脱：经过局部降温处理后小心除去衣服，必要时可以用剪刀剪开衣物，如果伤口与衣物粘在一起，千万不要强行分开衣物。有水泡处注意不要弄破，小的水泡待其自然吸收；大的水泡要到医院处理，以免增加感染机会。

泡：将伤口持续泡在冷水中 30 分钟，或用冰块冷敷可减轻疼痛。

盖：局部涂烧伤湿润膏后用清洁的布或纱布覆盖。

此外，消化道烧伤可选择牛奶、蛋清、豆浆、食用植物油其中的一种，每次200毫升口服，以保护消化道黏膜，千万不能催吐和洗胃。火灾烧伤后应立即脱去着火的衣物，用水浇灭火焰或迅速卧倒在地滚压灭火，切忌带火奔跑、呼喊，以免呼吸道烧伤。同时，要用湿毛巾捂住口鼻，防止烟雾吸入导致窒息或中毒。

对于烧伤的处置很多战友都有这样的认识："烧伤后不能用冷水冲，要不然会起水泡""烧伤后可以抹点牙膏，牙膏能治疗烧伤""烧伤后要抹红药水，非常有好处"。这些认识对吗？我们给大家辨析一下。

一是烧伤后起不起水泡与是否接触冷水无关，与烧伤原因和深度有关。烧伤后立即用冷水冲洗反而可减少水泡的形成。二是牙膏本身没有抗感染作用，且常带有一定数量的细菌。牙膏中的摩擦剂对创面还是一种刺激物，所以牙膏没有治疗作用，还易引起创面感染。三是烧伤的伤口不能涂紫药水、红药水。因为紫药水、红药水抗感染能力不强，且深色药物遮盖了创面，还会影响医生判断烧伤深浅的程度。而且红药水里含有汞，还容易引起过敏，如果大面积应用，还会引起汞中毒。还有一种认识误区是烧伤后不能吃"发物"，"发物"是一种民间说法，包括鱼虾、狗肉、羊肉、韭菜、香菜等等。其实烧伤后不能吃"发物"的说法并没有科学依据，鱼、虾、肉类含有高蛋白，韭菜、香菜含有多种维生素，对促进烧伤创面愈合都有很大的帮助。

43. 触电

电是我们工作、生活中不可缺少的能源，电击这种意外伤害也常常发生，包括雷击也是一种电击伤。雷电通过强大的电流袭击能使人的心脏和呼吸立即停止并造成严重烧伤。

对触电事故的应对要以预防为主。第一，发现电线、电闸、电器等破损漏电时做好标记，及时向上级汇报，进行更换维修。第二，严禁用湿手、湿布接触电器，不能用湿手拔、插电源插头，不要用湿布擦拭带电的灯头、开关、插座，严禁在电线上晾晒衣物，严禁私拉、乱接电线。第三，雷雨季节不要在树下、电线杆下行走或避雨。第四，在室外见到高压电线等可见电线，要保持距离，避免碰到或踩到。

如果看到战友触电，我们该怎样进行急救呢？首先立即切断电路。关闭电源开关或拔掉电源插头，如果不能直接关闭电源开关，要用带绝缘的钳子、刀斧等工具将电线截断。如果战友是被漏电电线或被刮断、割断的电线击倒，要用现有的绝缘物品，如竹竿、扁担、干木棍、玻璃制品、塑料制品、皮带等挑开电线，或者手戴绝缘橡皮手套，站在木凳上将触电战友拖开。特别强调的是为了防止施救人员触电，施救人员绝不能用手直接去拉触电战友。伤员脱离电源后，要立即检查他的呼吸、心跳情况，意识是否清醒。如果心跳和呼吸都已停止，要立刻进行心肺复苏抢救伤员，直到伤员心跳、呼吸恢复或医生到达。

44. 溺水

溺水后若得不到及时抢救，一般几分钟后溺水者就会呼吸心跳停止，但若在第一时间得到正确救护，抢救成功率可以达到100%。因此，溺水急救必须分秒必争。

如果自己不慎落水，该怎么办呢？第一，保持镇定，千万不要惊慌失措而手脚乱蹬、拼命挣扎，这样会使身体下沉更快，迅速引起窒息。第二，尽量保持仰泳露鼻的姿势，放松肢体，尽可能保持头向后仰、面部向上的仰泳体位，有节奏地缓慢地一呼一吸。第三，深吸浅呼，就是吸气要深，呼气要浅，因为深吸气时，人体比重降低到0.976，比水略轻，可浮出水面；呼气时人体比重为1.057，比水略重。第四，如果有人相救，自己要尽量放松，切记不可紧紧抓住施救者。

如果发现有战友溺水又该怎么办呢？不要

惊慌，按照这七个步骤实施救援。第一，立即呼救，呼叫战友，人多更容易救落水者上岸。第二，如果溺水者仍浮在水面并意识清醒，可向水中抛投木板、竹竿等物品，让溺水者抓住以便游上岸。第三，当溺水者已经开始下沉时，要迅速潜入水中，从侧面托住溺水者的腋窝或下巴，将溺水者拖带出水面，并拖上岸。如果溺水者剧烈挣扎，不要从正面接近，以免被其抱住而无法施救。第四，溺水者上岸后，不论其清醒与否，都要立即清除其口腔、鼻腔中的水和泥沙等污物，将舌头拉出口外，以免影响呼吸。然后，让溺水者呈俯卧位，两手把溺水者的腰部提高，使其头部下垂，把溺水者呼吸道及胃部的水倾倒出来，以保持呼吸道通畅。第五，判断溺水者的心跳、呼吸、意识情况，如果心跳、呼吸停止，要及时、连续地进行心肺复苏。第六，如果溺水者俯卧时，肺、胃内的水难以倒出，要立即进行倒水：抱起溺水者，将溺水者的腹部放在抢救者半跪位的腿上，使其头部下垂，并用手平压溺水者背部使呼吸道和胃内的水倒出；或者抓住溺水者两腿，将其腹部放在急救者肩上快步走动，使积水排出。第七，尽快送医院。在转送途中要继续上述救护措施，并注意做好溺水者的保暖，直到抵达医院。

45. 呼吸道异物

喉部、气管或支气管内误吸入异物，统称为呼吸道异物，这是较容易致命的意外事故。呼吸道异物一般见于两种情况。一是进食过快，二是吞咽食物时注意力分散，导致本来应该进入消化道的食物团块进入了呼吸道而发生意外。

异物完全阻塞呼吸道时，伤员不能说话，面容痛苦，没有呼吸音。如果伤员仍试图呼吸，会听到他吸气时喉部发出清脆的鸣响，继而失去知觉，这情况可能会迅速死亡。如果是呼吸道被部分阻塞，会出现剧烈咳嗽、喘气、呼吸困难，张口吸气时，可听到异物冲击的高笛声，并且皮肤、口唇、面色发紫。我们在电视里见过，吸入异物者常常不由自主地以一手呈"V"字状紧贴于颈部，就是气管异物的典型表现。

怎样预防呼吸道进入异物呢？关键是养成良好的进食习惯，进食时不要过快，注意细嚼慢咽，少吃过度麻辣等刺激性食物；在用餐时，不要逗笑或惊吓战友，以免分散其注意力。在日常生活中，不要经常口含笔帽、果核、口香糖等异物，避免发生意外。

人的呼吸一旦严重受阻，一般超过6分钟就会影响生命，即使有幸抢救恢复，也有可能产生一系列严重并发症，如变成植物人。所以，呼吸道异物发生后抢救过程是分秒必争的，送医院前的急救尤为必要。

一方面自救。如果是我们自己发生呼吸道异物，没有造成呼吸道完全阻塞，还能说话、呼吸、咳嗽时，要拼命咳嗽和尽力呼吸，力争自己排出异物。一旦异物松动，自己咳嗽往往能较好地排除呼吸道异物。伤员也可双手握拳置于自己的腹部正中线肚脐略向上方，远离剑突尖的位置，做4～6次快速向内向上的冲击，促进异物排出。

另一方面互救。呼吸道异物者意识清楚时，帮助者站在其背后，使他弯腰头部前倾，双臂抱住对方腰部，两手握拳置于其腹部正中线肚脐略向上方（远离剑突尖的位置），快速向内向上冲击，连续6～10次。如果异物者意识不清，将其平卧在平坦的地方，使其头部后仰，开放气道；跪在他的大腿旁或骑跨在大腿上，两手相叠掌根放在其腹部正中线肚脐的略上方，但不能触及剑突，快速向内向上冲击腹部，连续6～10次。然后检查异物是否排出在口腔内，如果已经排出，用手取出异物，如果异物没有排出，再重复以上操作，直到医生到达。

46. 火灾

（1）立即报警，火警电话119。

（2）及时扑救。初起火灾的火势较弱，范围较小，容易迅速扑灭。通常采用就地取水、用湿被褥毛巾捂盖、扑打等灭火方法。如有灭火器，请使用灭火器灭火。

（3）迅速撤离。

●注意防烟。用湿毛巾等物掩住口鼻，保持匍匐或弯腰等低姿势前进，并防止大声呼喊和深呼吸，以免吸入浓烟。

●向下不向上。因火势向上蔓延，故应用湿棉被等物做掩护快速向楼下有序撤离。

●关紧房门。离开房间以后，一定要随手关门，使火焰、浓烟控制在一定的空间内。

●理性逃生。利用阳台、避难层、室内设置的救生袋、应急逃生绳等进行逃生，也可将被单、台布结成牢固的绳索，牢系在窗栏上，顺绳滑至安全楼层。

（4）等待救援。

●封闭房门。当通道被火封住、欲逃无路时，可靠近窗户或阳台呼救，同时关紧迎火门窗，用湿毛巾、湿布堵塞门缝，用水淋透房门，防止烟火侵入。

●靠墙躲避。因为消防人员进入室内救援时，大都是沿墙壁摸索行进的。

（5）家中无人时，应切断电源，关闭燃气阀门。

（6）不要卧床吸烟，乱扔烟头。

（7）家庭应备火灾逃生"四件宝"：家用灭火器、应急逃生绳、简易防烟面具、手电筒。要将它们放在随手可取的位置，危急关头便能派上大用场。

（8）火场能见度非常低，保持镇静、不盲目行动是安全逃生的重要前提。

（9）避免大声呼喊，防止高温或有毒烟雾进入呼吸道。

（10）不可拥挤。一旦被挤倒在地，应双手紧扣颈后，使身体蜷缩成球状，保护好头颈和胸、腹部。

（11）因供电系统随时会断电，千万不要乘电梯逃生。

（12）等待救援时应尽量在阳台、窗口等易被发现的地方。

（13）不要轻易跳楼。只有在消防队员准备好救生气垫或楼层不高的情况下，或者如不跳楼就会丧命的情况下,才能采取此方法。

(14) 公共通道平时不要堆放杂物,否则既容易引起火灾,也会妨碍火灾时的逃生及救援。

(15) 下榻宾馆、酒店后,应特别留心服务方提供的火灾逃生通道图,或自行了解安全出口的方位。

47. 地震

逃生原则——伏而待定。

破坏性地震突然发生时,多数专家认为:震时就近躲避,震后迅速撤离到安全地方,是应急避震的较好的办法。

(1) 避震要点。

①避震地点的选取:在室内应选择结实、能掩护身体的物体下(旁),易于形成三角空间的地方,空间小、有支撑的地方,室外则要在开阔、安全的地方。

②身体应采取的姿势:蹲下或坐下,尽量

蜷曲身体，降低身体重心。

③随时注意保护头颈部、眼睛，掩住口鼻。

④注意避开人流，不要乱挤乱拥，不要随便点灯火，因为空气中有易燃易爆的气体。

（2）因地制宜，就近避震。

①在室内。应就近躲到坚实的家具下，如写字台、结实的床下，也可躲到墙角或管道多、整体性好的小跨度卫生间和厨房等处。如果可以，切断并远离电源和煤气开关。注意不要躲到外墙窗下、电梯间，更不要跳楼，这些都是十分危险的。

②在户外。

- 就近选择开阔地避震：蹲下或趴下，以免摔倒；不要乱跑，避开人多的地方；不要随便返回室内。

- 避开高大建筑物，特别是有玻璃幕墙的建筑，如过街桥、立交桥、高烟囱、水塔等。

- 避开危险物、高耸或悬挂物，如变压器、电线杆、路灯、广告牌、吊车等。

- 在野外要避开山坡、山崖，以防滑坡滚

石等。遇到山崩滑坡，要向远离滚石前进的两侧方向跑。

③公共场所。

● 听从现场工作人员的指挥，不要慌乱，不要拥向出口，要避开人流，以免被挤到墙壁或栅栏处。

● 在影剧院、体育馆等处，就地蹲下或趴在排椅下；注意避开吊灯、电扇等悬挂物。

● 在商场、书店、展览馆、地铁等处，选择结实的柜台或柱子边，以及内墙角等处就地蹲下；避开高大不稳或摆放重物、易碎品的货架；避开广告牌、吊灯等悬挂物。

● 在行驶的电（汽）车内：抓牢扶手，以免摔倒或碰伤；降低重心，躲在座位附近；主震过去后立刻下车。

48. 野训用水注重安全

（1）水源选用要慎重。野外训练对水源的选用十分重要。其中有一条铁律，就是一定要远离化工企业及其工业废水排放沟,保证生活用水不受工业污染,杜绝化学物质和重金属物质给人体带来的慢性中毒损害。选用水源还应考虑部队自身的净水能力,如部队只有消毒剂,选用水源要水质清澈;当有混凝、过滤装置时可选用浑浊度较高的水。与此同时,医务卫生人员要充分发挥作用,使用好检水检毒箱等装备器材,对部队生活用水定期进行全面的理化检查,一般水中汞含量应小于 0.001 毫克/升,氰化物含量应小于 0.05 毫克/升,铬、铅、银等金属含量不得超过 0.05 毫克/升。

(2) 野外生水勿乱喝。野外训练条件艰苦,风餐露宿的官兵很容易养成随意饮用野外生水的习惯,且容易陷入野外生水比日常自来水更加"天然"的误区。其实,野外生水中有各种各样的细菌、病毒和寄生虫等病原体,不经严格消毒直接饮用,很容易引起急性肠胃炎、病毒性肝炎、伤寒、痢疾及寄生虫感染。

在野外条件下要饮用生水,首先,应该观察周围环境,查看 500 米范围内是否有厕所、粪池、垃圾场、废水排放沟等，如果存在这些污染源，就不能直接饮用；其次，官兵应具有一定的卫生常识，通过对水源的感观判断水质情况。清洁的地面水一般为无色并且澄清无污物，不具有任何异味，饮用起来适口而无味。一般而言，瀑布的水和草木丰茂地带的流动水比较安全，不过饮用时建议带一支过滤吸管；此外，野外训练时，官兵应该自带适量的消毒用品，如漂白粉颗粒、氯化物等，可将消毒药物放入装有生水的水壶中，消毒5分钟左右再饮用。

（3）储存用水学问多。部队野外训练长期使用储存水时，一要加强水源的净化和管理，减少供水过程中的污染，输配水时采用专用水龙头注水，做好注水口处的卫生防护，避免将污物带入储水柜。二要加强运水车的管理，有条件的应定期对运水车水舱进行清洗，以减少运水车水舱内的泥沙和铁锈等污染源。三要加强对储水用具的管理，对储水用具尽量保持密封，没有条件的应该加盖，储水用具应该放置在干燥且不容易受外界污染的地方。四要定期在储存水中放入漂白粉、氯化物等消毒药物进行消毒，防止储存水的再污染。